Patientenratgeber
Kopfschmerzen

11. Band der zwanglosen Schriftenreihe des internationalen Arbeitskreises für Kopfschmerzforschung im deutschen Sprachraum

Umschlagbild

Zeichnung eines kopfschmerzleidenden Kindes.
Die wissenschaftlichen Kopfschmerztheorien sind allerdings etwas anders als die von dem kleinen Zeichner angenommenen „Kopfschmerzzwerge", die da herumstechen und herumhacken. Aber ganz genau weiß die Wissenschaft ja auch keineswegs immer alles. Weh tut der Kopfschmerz auf jeden Fall, und für den Betroffenen geht es weniger um wissenschaftliche Theorien als darum, daß man möglichst Sinnvolles und Gezieltes gegen die Kopfschmerzen unternimmt. – Dazu bietet sich der vorliegende Band als Helfer an.

Die Abbildung und die folgenden in dem Buch wiedergegebenen Kinder- und Kunstbilder entstammen dem **Kunstband „Der Kopf und sein Weh" von G. S. Barolin**, Neufeld-Verlag, Lustenau 1982. Das Buch ist im Buchhandel bereits vergriffen; wer jedoch eines haben will, kann sich an den Autor per auf S. IV angegebener Adresse wenden. Der Band wird zugeschickt, solange noch Restexemplare verfügbar sind. Es sind dort viele „Kopfschmerz-Bilder" von vielen Kindern und Künstlern enthalten, und das Buch mag sich sehr wohl als ermunterndes Geschenk für Betroffene eignen.

G. S. Barolin

Patientenratgeber Kopfschmerzen

Ferdinand Enke Verlag Stuttgart 1993

Univ.-Prof. Dr. G. S. Barolin
Vorstand des Ludwig-Boltzmann-Instituts für Neuro-Rehabilitation und -Prophylaxe und der Neurologischen Abteilung am Vorarlberger Landes-Nervenkrankenhaus Valduna
A-6830 Rankweil, Tel. 0 55 22/4 15 65, Fax: 0 55 22/4 15 65/1

Die Deutsche Bibliothek-CIP-Einheitsaufnahme

Barolin, Gerhard S.:
Patientenratgeber Kopfschmerzen / G. S. Barolin.
 – Stuttgart: Enke, 1993
   (Zwanglose Schriftenreihe des Internationalen Arbeitskreises für
   Kopfschmerzforschung im Deutschen Sprachraum ; Bd. 11)
   ISBN 3-432-25101-7
NE: Internationaler Arbeitskreis für Kopfschmerzforschung im
   Deutschen Sprachraum: Zwanglose Schriftenreihe des ...

Wichtiger Hinweis

Wie jede Wissenschaft ist die Medizin ständigen Entwicklungen unterworfen. Forschung und klinische Erfahrung erweitern unsere Erkenntnisse, insbesondere was Behandlung und medikamentöse Therapie anbelangt. Soweit in diesem Werk eine Dosierung oder eine Applikation erwähnt wird, darf der Leser zwar darauf vertrauen, daß Autoren, Herausgeber und Verlag große Sorgfalt darauf verwandt haben, daß diese Angabe dem **Wissensstand bei Fertigstellung des Werkes** entspricht.

Für Angaben über Dosierungsanweisungen und Applikationsformen kann vom Verlag jedoch keine Gewähr übernommen werden. **Jeder Benutzer ist angehalten,** durch sorgfältige Prüfung der Beipackzettel der verwendeten Präparate und gegebenenfalls nach Konsultation eines Spezialisten, festzustellen, ob die dort gegebene Empfehlung für Dosierungen oder die Beachtung von Kontraindikationen gegenüber der Angabe in diesem Buch abweicht. Eine solche Prüfung ist besonders wichtig bei selten verwendeten Präparaten oder solchen, die neu auf den Markt gebracht worden sind. **Jede Dosierung oder Applikation erfolgt auf eigene Gefahr des Benutzers.** Autoren und Verlag appellieren an jeden Benutzer, ihm etwa auffallende Ungenauigkeiten dem Verlag mitzuteilen.

Geschützte Warennamen (Warenzeichen®) werden **nicht immer** besonders kenntlich gemacht. Aus dem Fehlen eines solchen Hinweises kann also nicht geschlossen werden, daß es sich um einen freien Warennamen handelt.

Das Werk, einschließlich aller seiner Teile, ist urheberrechtlich geschützt. Jede Verwertung ist ohne Zustimmung des Verlages außerhalb der engen Grenzen des Urheberrechtsgesetzes unzulässig und strafbar. Das gilt insbesondere für Vervielfältigungen, Übersetzungen, Mikroverfilmungen und die Einspeicherung und Verarbeitung in elektronischen Systemen.

© 1993 Ferdinand Enke Verlag, P.O. Box 30 03 66, D-70443 Stuttgart – Printed in Germany
Satz und Druck: Calwer Druckzentrum GmbH, D-75365 Calw
Schrift 10/11 p Times, System Compugraphic 8600   5 4 3 2 1

Inhalt

Was soll's und was will's?	1
Schmerz und Schmerzen, was ist das?	3
Schmerzen können Unterschiedliches bedeuten	5
Wichtige Arten der Kopfschmerzen	7
Zusammenfassung aus dem Bisherigen über Schmerz und Kopfschmerzen	8
Die Arzt-Auswahl	9
Wie behandle ich meinen Arzt?	10
Anstrengungs-Kopfschmerz und Unfall-Kopfschmerz	12
Wozu und wie untersucht der Arzt?	15
Röntgenbefunde	16
Der internistische Befund	16
Hals-Nasen-Ohren-Befund	17
Der Zahnarzt	18
Orthopädie/Physikalische Medizin	18
Augenarzt	19
Frauenarzt	19
Der psychische Befund	19
Keineswegs alles und ungezielt machen!	21
Die Diagnose	22
Die Behandlung	23
Medikamente	24
Psychotherapie	26
Physiotherapie	28
Weitere gezielte Heil-Maßnahmen außerhalb der Schulmedizin	29
Allgemeine Lebensführung	30
Was steuert der Arzt und was steuere ich selbst?	35
Wie sind die Heilungsaussichten durch gezielte Behandlung?	36
Ratschläge zum Umgang mit kopfschmerzgeplagten Angehörigen	39
Und Kinder mit Kopfweh?	40
Schlußbemerkungen	41

Was soll's und was will's?

Zuerst gestatten Sie mir, daß ich mich vorstelle. Ich bin Nervenfacharzt und habe mich über einige Jahrzehnte besonders damit befaßt, wie man Patienten, die unter Kopfschmerzen leiden, helfen kann. Den Stein der Weisen habe ich leider noch nicht gefunden, also auch kein Rezept, das jeden sofort von seinen Kopfschmerzen befreit.

Ich habe aber gesehen, daß bei einer **guten Zusammenarbeit zwischen Ärzten und Patienten** vieles gutgemacht werden kann, vieles zumindest wesentlich gebessert werden kann.

Die Ärzte müssen dazu vieles wissen und können. Das wird in einem anderen Buch von mir für die Ärzte niedergeschrieben werden (*Barolin*, „Kopfschmerzen multifaktoriell erfaßt und behandelt", gleichzeitig im Enke-Verlag erscheinend). Im vorliegenden Büchlein soll aber die Basis gelegt werden, daß **der Patient selbst möglichst viel** zu seiner Heilung oder Besserung beitragen kann. Folgendes wird dazu besprochen werden:

> 1. Wir wollen Ihnen ein gewisses Verständnis dafür vermitteln, **was sich die heutige Medizin unter den Kopfschmerzen überhaupt vorstellt.**
> 2. Wir wollen Ihnen sagen, was Sie von der heutigen Medizin bei Kopfschmerzen an Besserungsmöglichkeiten **zu erwarten** haben.
> 3. Was dazu für **Untersuchungen** notwendig sind und wozu die einzelnen Untersuchungen dienen.
> 4. Wir möchten Ihnen aber auch einige Tips geben, wie nicht nur der Arzt Sie behandeln soll (das wird natürlich in der Arztfibel genauer stehen), sondern wie auch **Sie Ihren Arzt behandeln** sollen, damit das Bestmögliche für Sie herauskommt.
> 5. Schließlich wollen wir Ihnen auch einige Tips dazu geben, wie Sie – selbst dann, wenn Sie Ihre Kopfschmerzen nicht ganz los werden – **möglichst gut damit weiterleben** können.

Sie sehen also schon, daß dieses Buch keineswegs ein „Doktorbuch" ist, das Ihnen etwa den Arzt ersetzen soll oder Sie zur Selbstbehandlung (mittels im Mondschein gepflückten Kräutern, Yoga-Kopfständen, etc.) anregen soll. Wir wollen vielmehr Ihnen (ebenso wie auch Ihrem Arzt) helfen, möglichst gut miteinander auszukommen und das Bestmögliche aus Ihrem Kopfschmerzleiden (das Sie nun einmal mitbringen) zu machen.

Wir wollen Ihnen aber auch helfen, die derzeit gängigen Medikamente, Maßnahmen etc. besser zu kennen, insbesondere auch die Möglichkeiten der unliebsamen Nebenwirkungen und sogar Schädigungen. Sie sollen damit in die Lage kommen, selbst über sich Bescheid zu wissen und selbst zu entscheiden, was am besten für Sie zu machen ist. Der Rat Ihres Arztes soll Ihnen helfen, aber nicht als willenlos und unwissend Geführter („wie ein Kalbl am Strick"), sondern gut beraten mit gleichzeitiger klarer Eigenentscheidung.

All das nennt man in der modernen Medizin **den „Partner-Patienten" oder den „mündigen Patienten"**. Eine fortschrittliche Medizin möchte nämlich gar **nicht mit unfehlbaren „Göttern in Weiß"** dastehen, sondern sie möchte im ständigen Gespräch mit dem Patienten dessen Meinungen zurückbekommen und mit ihm zum bestmöglichen zusammenarbeiten.

In diesem Sinn:

Auf gutes Lesevergnügen bei diesem Büchlein!

Aber vor allem auch auf guten Erfolg mit Ihren Beschwerden!

Schmerz und Schmerzen, was ist das?

Wenn man Schmerzen hat, ist einem ziemlich egal, was die Wissenschaft darüber denkt. Wenn man sie aber behandeln will, ist es notwendig, daß eine gewisse Analyse stattfindet, und die wollen wir Ihnen jetzt vorlegen.

Sie werden mir sicher zustimmen, daß Schmerz mehr ist als nur ein Gefühl oder eine Empfindung. Man kann am ehesten von einem Erlebnis sprechen, welches die gesamte Persönlichkeit ergreift. Das versinnbildlicht die Abb. 1. Gemeint ist damit:

1. Irgendwo im Körper werden bestimmte Nervenendigungen durch bestimmte Einflüsse schmerzhaft gereizt. Und dieser Reiz durchläuft dann die Nervenbahnen über das Rückenmark bis zum Gehirn. Dort erst kommt uns der Schmerz zum Bewußtsein.

2. Damit aber nun das **„komplexe Schmerzerlebnis"** daraus wird, kommen zwei weitere wichtige Komponenten dazu. Sprechen wir zuerst von den psychischen: Gemeint sind damit unsere gesamten psychischen Inhalte, die wir teilweise aus der Erziehung mitgebracht haben, die sich aber auch aus momentaner Stimmung und Verstimmung ergeben können.

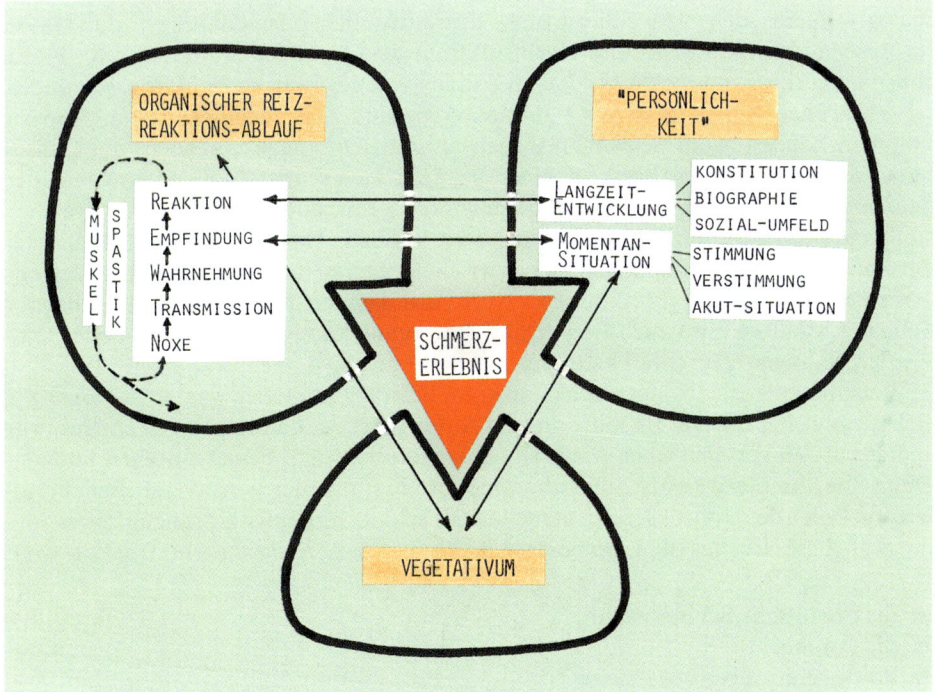

Abb. 1 Der Schmerz ist ein (sehr unangenehmes) Erlebnis, das von unterschiedlichen Bereichen eines Menschen gesteuert und beeinflußt wird. Überdies sind die einzelnen Gebiete auch noch untereinander in Verbindung. Wenn man sich die Vielfältigkeit der Möglichkeiten ansieht, wird einem auch leicht klar, warum es nicht „eine" Behandlung gibt. Vielmehr kommt es darauf an, möglichst vielfach und gleichzeitig von allen Seiten her (also „multifaktoriell") das Richtige zu unternehmen

Beispiele:

a) Der alte Kinderspruch: „Ein Indianer kennt keinen Schmerz" hat den wahren Kern, daß eine gewisse Erziehung und Allgemeineinstellung dazu führen kann, daß bei dem einen, bei gleicher Schmerz-Ursache, eine wesentlich geringere Schmerzempfindung auftritt als beim anderen.

b) Man weiß, daß in besonderen Aufregungssituationen Schmerzen unter Umständen überhaupt nicht gespürt werden. So weiß man etwa, daß Soldaten, die beim Sturmangriff ein Bein verloren, dies in einzelnen Fällen zuerst überhaupt nicht spürten, sondern es erst durch die Bewegungseinschränkung bemerkten.

c) Wenn jemand besonders traurig („depressiv") ist, so kann es sein, daß er leichte Schmerzreize überstark und fast unerträglich wahrnimmt.

d) Aus der Hypnose weiß man, daß Menschen schmerzunempfindlich gemacht werden können. Hypnose ist aber nichts anderes als eine spezielle Art der psychischen Umstellung.

Genug der Beispiele. Sie zeigen Ihnen jedoch deutlich, daß es sinnvoll ist, sich keineswegs nur mit den Ursachen des Schmerzes zu befassen, sondern auch mit seiner psychischen Verarbeitung. Denn auch auf dieser Ebene kann manches erreicht werden. Sie sollen mich dabei nicht mißverstehen, es ist hier keineswegs von vorgetäuschten Schmerzen und Simulation oder ähnlichem die Rede, sondern davon, wie auch bei real entstehenden Schmerzen **die Psyche einen ganz wichtigen Einfluß** darauf hat, wie weit die Schmerzen dann zu einem allgemein gültigen Schmerzerlebnis werden.

3. Ein wesentlicher dritter Faktor (siehe unsere Abb. 1 „Schmerz-Dreieck") kommt aber noch dazu: das sogenannte **vegetative Nervensystem.** Es sind das diejenigen Nerven, welche nicht unserem Willen unterliegen und die gesamten ständig selbsttätig laufenden Funktionen unseres Körpers regulieren, also etwa die Herzschlagfrequenz, den Schweißausbruch, das Aufstellen oder Glattlegen der Haare („Gänsehaut"), die Darm- und Harnfunktion, die Geschlechtsfunktion, etc. Es ist Ihnen allen sehr wohl bekannt, daß eine Reihe von vegetativen Funktionsstörungen (also Störungen der angeführten Funktionen) besonders bei Schmerzerlebnissen vorkommen können: vom Schweißausbruch bis zum Ohnmächtigwerden, die Gänsehaut, das Herzklopfen usw. Weniger bekannt ist es aber, daß ebenso wie der Schmerz auf die vegetativen Funktionen wirken kann, auch gewisse vegetative Umstellungen das Schmerzerlebnis beeinflussen können. Das geht hauptsächlich wiederum durch eine Verbindungsschiene zwischen vegetativen Funktionen und den allgemeinen psychischen Funktionen. Auch das kennen Sie alle, denn nicht nur Schmerz, sondern etwa auch Freude und Aufregung können Herzklopfen oder Rotwerden bedingen. Durchfall kann durch Angst entstehen, etc.

Wenn Ihnen mein Schmerzdreieck zu kompliziert zu verstehen war, so bemühen Sie sich nicht weiter darum. Es sollte nur am Anfang stehen, damit Sie auch einiges, was später bei den verschiedenen Maßnahmen angeführt wird, besser einsehen können. Denn eine komplexe Kopfschmerztherapie wird in sinnvoller Weise versuchen, **bei allen drei Polen** des Dreiecks (resp. „Quellen des Schmerzerlebnisses") anzugreifen, und der Sinn dieses Buches ist ja, Ihnen das Verständnis dazu zu vermitteln. Die Pole sind:

- die organische Schmerzbahn,
- die Psyche,
- das vegetative Nervensystem.

> Etwas wissenschaftlich präziser kann man auch sagen: Es wurden also hier die **komplexen Zusammenhänge** zwischen Organ-Neurologie, Vegetativum und Psyche dargelegt, als Basis für das folgende.

Schmerzen können Unterschiedliches bedeuten

1. Daß es **ganz banale Schmerzen** gibt, um die man sich am besten gar nicht zu kümmern braucht, respektive wo man einfach ein „Schmerzpulverl" aus der Apotheke nimmt, ohne den Arzt zu fragen, das wissen Sie selbst. Es soll nur der Systematik wegen hier auch angeführt werden. Ich meine damit den klar durch eine relativ harmlose Ursache bedingten Schmerz, der nach kurzer Zeit wieder vergeht.

Beispiele:
a) Der Alkoholkater,
b) Kopfschmerzen bei einem klaren Grippeinfekt mit Fieber und Halsweh,
c) Einfacher Zahnschmerz mit dem man sich auch schon auf dem Weg zum Zahnarzt befindet.

2. Aber auch bei diesen (nennen wir sie „banalen") Schmerzen (und jetzt sprechen wir schon überwiegend von Kopfschmerzen und nicht nur vom Schmerz allgemein), sollte man nicht immer bagatellisieren, denn der Schmerz ist ja eigentlich von der Natur als **„Freund und Warner"** für den Menschen eingesetzt. Er soll uns darauf hinweisen, daß in unserem Körper etwas nicht in Ordnung ist, das man beheben sollte bevor größerer Schaden angerichtet wird.

Selbst bei den oben angeführten Beispielen für „harmlose Kopfschmerzen" muß man so etwas in Erwägung ziehen. So kann sich etwa aus einer einfachen Grippe auch eine Hirnhautenzündung entwickeln und ein einfaches Zahnweh kann über Eiterfortwanderung zu allgemeinen Vereiterungen und schweren Gesundheitsschäden bis zum Tod führen. Es wäre also falsch, längerdauernd den Schmerz mit schmerzstillenden Mitteln abzutöten, ohne zu versuchen, hinter die Dinge zu schauen. Das gilt aber besonders bei den Kopfschmerzen, die nicht so sicher als harmlos durchschaubar sind, wie etwa der Grippe-Kopfschmerz, der bald wieder vergeht, oder ein Zahnschmerz, wo man sowieso auf dem Weg zur Wurzelbehandlung ist.

Das ist auch der Hauptgrund, warum ein gewissenhafter Arzt bei einem Patienten, der mit einem scheinbar so „einfachen" Kopfschmerz kommt, **eine Reihe von Befunden** einholen wird. Denn diese Befunde dienen vor allem dazu, die Möglichkeit von im Hintergrund stehenden gesundheitsbedrohenden „Schmerzgebern" auszuschließen. Um was es sich dabei alles handeln kann, werden wir im Kapitel über die Befunde noch näher besprechen.

3. Kopfschmerzen, **welche erst kurz bestehen**, sind relativ häufig auf eine einzige Hauptursache im menschlichen Körper zurückzuführen. Die Medizin spricht dann von „monokausalen" oder „symptomatischen" Kopfschmerzen. – Nennen wir es hier den **„Einfach-Kopfschmerz"**.

4. Kopfschmerzen hingegen, welche einen Patienten schon **über viele Jahre seines Lebens** begleitet haben, sind viel öfter durch das Zusammentreffen einer Reihe von Ursachen bedingt. Wir sprechen dann lieber auch von „Mit-Ursachen", denn es handelt sich nicht mehr um eine Ursache allein, sondern es muß eben mehreres zusammentreffen, damit es zum Kopfschmerz kommt. Die Medizin spricht von „multifaktorieller Verursachung" der Kopfschmerzen. Wir können es hier den **„Mehrfach-Kopfschmerz"** nennen. Dies betrifft vor allem die unter den nächsten Punkten angeführten Kopfschmerzformen.

5. Es gibt Schmerzen, die keine Warnfunktion haben, sondern die **als Begleiter einer allgemeinen vegetativen Störung** auftreten. Das betrifft vor allem die Migräne (was damit gemeint ist und wie sie sich vom sonstigen Kopfschmerz unterscheidet, wird noch besprochen werden).

6. Es gibt auch Schmerzen, die chronisch werden und sich wie ein Perpetuum mobile **im menschlichen Körper selbst unterhalten** und verstärken. Sie haben dann eben-

falls keine Warnfunktion mehr, sondern sind eine überflüssige, böse Last für den Patienten.

7. Schließlich kann es bei langdauernden chronischen Schmerzen **auch noch zu Folgeschädigungen** kommen, die sich meistens durch überstarken unkritischen Medikamentengebrauch entwickeln (welcher zusätzlich wieder zu einem weiteren dauernden „Medikamenten-Kopfschmerz" führt). Worauf der Patient besonders zu achten hat, um solches zu vermeiden, wollen wir im Folgenden noch besonders und mehrfach betonen.

Die Abb. 2 gibt zusammenfassend nochmals die Arten von Schmerzen an, über die wir gesprochen haben.

KOPFSCHMERZ ALS:

1. (LEIT-) SYMPTOM
2. (HAUPT-) TEIL EINES SYNDROMS
3. (CHRONIFIZIERTES) LEIDEN
4. WEG ZU EINER (DEFINIERTEN) KRANKHEIT / AUSDRUCK DIESER

Abb. 2 Schmerzen können sehr unterschiedliches bedeuten, sind dementsprechend auch als mehr oder weniger „gefährlich" anzusehen. – Unangenehm sind sie daneben natürlich immer. Die Maßnahmen sind aber „je nachdem" nur sinnvoll und zweckmäßig einzusetzen. Und deswegen ist es wichtig, daß auch der Patient (zumindest ein bißchen) weiß, worum es geht

---

Es ist also nur dort sinnvoll, einfach schmerzstillende Mittel ohne ärztliche Verordnung rasch einmal zu schlucken, wo der Kopfschmerz sicher keine schwerwiegende Ursache im Hintergrund hat und auch innerhalb kurzer Frist von ein paar Tagen vollständig wieder vergeht. Jeder längerdauernde oder wiederkehrende Kopfschmerz, aber auch jeder plötzlich auftretende, der keine klare Erklärung hat, sollte den Patienten unbedingt zum Arzt führen:
a) damit die **Funktion des Schmerzes als „Freund und Warner des Menschen"** nicht verloren geht;
b) damit nicht durch längerdauernde **unkontrollierte Schmerzmitteleinnahme Schädigungen** entstehen.

Wichtige Arten der Kopfschmerzen

Ein ganz wichtiges Unterscheidungsmerkmal zwischen unterschiedlich gefährlichen Kopfschmerzformen haben wir schon im Vorabschnitt besprochen, nämlich:

a) Die kürzer bestehenden Kopfschmerzen über Tage, maximal Wochen, weisen eher auf einen „monokausalen" Kopfschmerz hin. Diese gehören auch häufiger zu den sogenannten **„gefährlichen Kopfschmerzen"**, d. h. sie können anzeigen, daß sich eine körperliche Störung neu eingestellt hat, welche dringend erkannt (diagnostiziert) und behandelt werden soll. Dann mißachtet man nicht die wichtige Funktion des Kopfschmerzes als „Freund und Warner des Menschen".

b) Die länger bestehenden („chronischen") Kopfschmerzen gehören eher zur anderen Gruppe der Kopfschmerzen, den „multifaktoriell bedingten". Sie haben teilweise keine Warnfunktion mehr für den Körper oder haben eine solche auch (als rein vegetative Begleiterscheinung) nie besessen. Sie können also sehr wohl **stark belästigend und belastend** für den Patienten sein, sind jedoch meist weniger „gefährlich," außer dort, wo sie über die Medikamentensucht weiterhin zu kritischen Organschädigungen führen.

Neben diesem Hauptunterscheidungsmerkmal, der Dauer des Bestehens eines Kopfschmerzleidens, ist die Dauer des Kopfschmerzes an sich ein weiteres wichtiges Unterscheidungsmerkmal. Wir meinen damit, die Unterscheidung zwischen

a) **Dauerkopfschmerz** und
b) **Anfallskopfschmerz**.

Diese hauptsächlichen Unterscheidungsmerkmale sind deshalb für Sie wichtig, denn es schließen sich daran ganz unterschiedliche Behandlungsmöglichkeiten an, und der Sinn dieses Büchleins ist ja der, daß Sie diese Möglichkeiten dann gemeinsam mit Ihrem Arzt möglichst gut ausnützen.

Innerhalb jener groben, aber wichtigen Hauptunterscheidung in einerseits Anfalls-Kopfschmerz und andererseits Dauer-Kopfschmerz gibt es (wie Sie sich denken können) eine ganze Menge von medizinisch klar definierten Untergruppen von Kopfschmerzen. Wir beschränken uns hier auf die Beschreibung der wichtigsten Formen:

1. Migräne ist ein anfallsartiger Kopfschmerz mit Kopfschmerzfreiheit dazwischen. Die Anfälle dauern von Stunden bis maximal einige Tage, gehen häufig mit Erbrechen einher, mit Augenflimmern, mit allgemeiner Müdigkeit, Abgeschlagenheit, Licht- und Lärmempfindlichkeit. Manchmal sind auch eine Reihe von anderen Veränderungen des Körpers dabei, etwa Viel-urinieren-Müssen, Gefühlsstörungen im Gesicht und Händen usw. Derartige Kopfschmerzanfälle können relativ selten auftreten (etwa nur einige Male im Jahr), aber auch öfter bis mehrmals monatlich.

Wenn eine derartige Migräne längere Zeit (etwa Jahre) unbehandelt besteht, dann entwickelt sie sich nicht selten in Richtung dessen, was wir **„Chronifizierung"** nennen. Es kommen dann auch im Zwischenstadium zusätzliche Kopfschmerzen dazu oder die Anfälle können sich so häufen, daß gar kein schmerzfreies Zwischenstadium mehr besteht. Hier können also von der Migräne dann schon Übergänge zu der zweiten angeführten Hauptgruppe bestehen.

2. Cephalaea nennen wir Kopfschmerzen, die keine scharfe anfallsartige Abgrenzung haben, also die verschiedenen Arten von „Dauerkopfschmerzen" zusammengenommen. Auch diese sind jedoch typischerweise mit wellenförmiger Verstärkung versehen, je nach Tagesrhythmus, Menstruationsrhythmus bei Frauen, und einer Reihe von anderen **Verstärkern und/oder Auslösersituationen,** über die wir noch reden werden.

3. Dort, wo sich diese beiden wichtigen Grundtypen von Kopfschmerz miteinander vermischen, sei es, daß sie ineinander übergehen oder nebeneinander bestehen, sprechen wir von einer **„migränoiden Cephalaea"**.

Außerdem gibt es einige wesentlich seltenere Formen, die sich insbesondere als Gesichtsschmerzen zeigen, welche blitzartig für Sekunden bis maximal Minutendauer einschießen. Dabei spricht man von **Neuralgien**. Auch hier gibt es wieder eine Zwischenform zwischen Migräne und Neuralgie, wir sprechen dann von einer **neuralgoiden** Migräne.

Wenn hier schon von „häufig" und von „seltener" die Rede war, so sei ein bißchen genauer die Verteilung der Kopfschmerzarten in der Allgemeinbevölkerung angegeben, nämlich

- etwa die Hälfte der Kopfschmerzpatienten leidet unter Dauerkopfschmerz („Cephalaea"),
- ein Viertel an Anfallskopfschmerz im Sinne von Migräne,
- ein weiteres Viertel an Neuralgien plus Misch- und Übergangsformen.

Zusammenfassung aus dem Bisherigen über Schmerz und Kopfschmerzen

Der aufgeklärte Patient sollte also aus dem Bisherigen sich gemerkt haben:

1. Schmerz ist keineswegs etwas Einfaches, sondern etwas sehr **Komplexes**, das sich zusammensetzt aus:
a) organischem Substrat,
b) psychischen Verarbeitungsmechanismen und
c) vegetativer Begleitsymptomatik;
d) alles das steht in einer wechselseitigen Rückkoppelung.

2. Bei jedem Kopfschmerz muß man zuerst einmal durch **vielfache Befunde** klarstellen, daß man den Kopfschmerz als „Freund und Warner des Menschen" nicht bagatellisiert und wichtige dahinterliegende krankhafte Zustände einfach mit Schmerzmitteln zudeckt statt sie aufzuspüren und zu beseitigen.

3. Nach der Art des Kopfschmerzes an sich unterscheidet man die beiden Hauptgruppen:
a) den **anfallsartigen** Kopfschmerz, überwiegend als Migräne zu bezeichnen,
b) den **dauernden** Kopfschmerz als Cephalaea zu bezeichnen,
c) darüber hinaus gibt es einige **Sonderformen, Misch- und Übergangsformen**.

Die Arzt-Auswahl

Sie haben sich jetzt ein bißchen über die Kopfschmerzen allgemein informiert und sind hoffentlich mit mir zur Überzeugung gekommen, daß Sie damit einen Arzt aufsuchen sollten. Damit stellt sich aber die Frage: **Welchen Arzt soll ich aufsuchen?**

Sie werden später noch sehen, daß verschiedene ärztliche Fachgebiete mit verschiedenen Sonderformen der Kopfschmerzen befaßt sein können, respektive befaßt werden müssen, je nach dem, wo die Hauptursachen Ihrer Kopfschmerzen liegen. Es wird möglicherweise der erste Arzt, zu dem Sie gehen, Sie zu einigen anderen Fachärzten schicken, um alles genau „ab-checken" zu lassen.

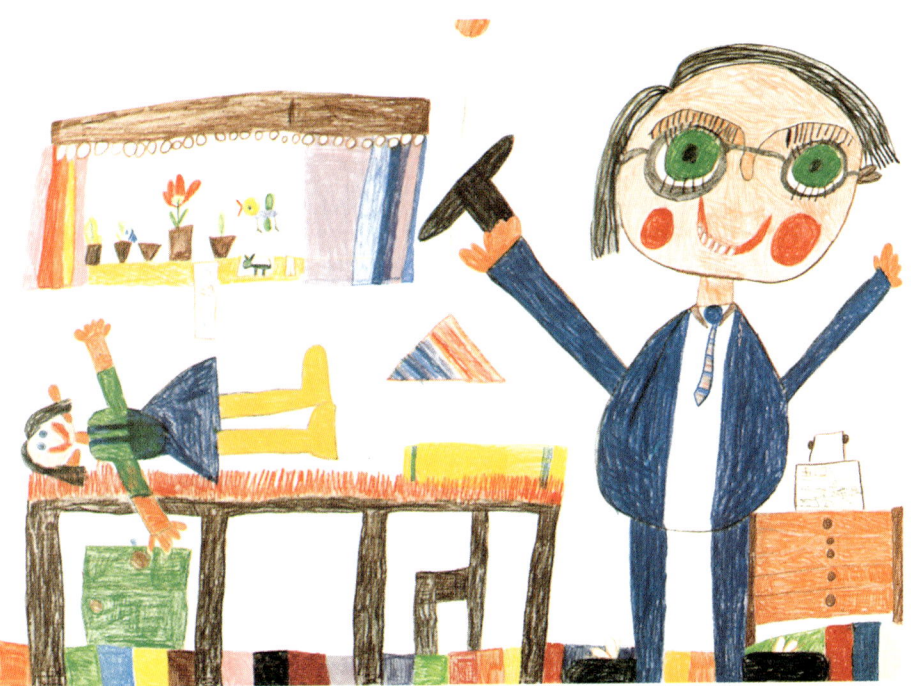

Abb. 3 Offensichtlich war die 5jährige *Susi* bei der Untersuchung durch den Arzt besonders von dessen neurologischem Reflexhammer beeindruckt. Freundlichkeit und Vertrauen strahlen uns jedoch aus dem Bild erfreulich entgegen (wenn ich auch davon abraten würde, den Autor dieses Buches nur anhand der freundlichen Zeichnung steckbrieflich zu suchen)

> Sinnvoll und wichtig ist es aber, daß Sie einen **Arzt Ihres Vertrauens** haben, der die Organisation Ihrer weiteren Befunde und Behandlungen übernimmt, der also das, was von den einzelnen Fachbereichen und Befunden kommt, **in einer sachkundigen Hand koordiniert** und in eine gute Therapie (Behandlung) bei Ihnen überleitet.
>
> Dazu ist sowohl ein erfahrener praktischer Arzt (Arzt für Allgemeinmedizin) geeignet als auch ein Nervenfacharzt oder ein Facharzt für Innere Medizin.

Wie behandle ich meinen Arzt?

Diese Frage ist kein Witz, sondern durchaus ernst gemeint und soll Ihnen helfen, sich so auf den Arztbesuch vorzubereiten, daß dabei möglichst viel für Sie herausschaut. Denn Ärzte
a) sind bekanntlich auch nur Menschen,
b) sie stehen unter Zeitdruck,
c) sie haben keine Röntgenaugen und können nicht auf den ersten Blick alles richtig sehen, sondern brauchen dazu

- entsprechende Mitteilungen,
- entsprechende Hilfsbefunde.

Je besser Sie sich darauf einstellen, desto besser kann Ihnen geholfen werden und dazu dienen also die folgenden Zeilen.

1. Bitte **bringen Sie alle vorhandenen Vorbefunde mit**. Es nützt dem Arzt gar nichts, wenn Sie erzählen, vor einem halben Jahr ist schon eine Röntgenaufnahme gemacht worden, die dann in der Schublade eines anderen Arztes liegt.

Es sollte überhaupt der aufgeklärte Patient, der sich selbst um seine Gesundheit kümmert, dazu übergehen, für sich **sämtliche Befunde, die er von Ärzten, von Krankenhäusern und Spitälern etc. bekommt, in einer Mappe sauber zu sammeln.** Er kann sie dann jeweils beim Arztbesuch mitnehmen, soll sie natürlich dann auch nicht einfach im Original aus der Hand geben, sondern sinnvollerweise nur in Fotokopie.

Es ist übrigens vielfach noch nicht bekannt, daß es **auch ein Recht des Patienten** gibt, seinen ihn betreffenden Befund in die Hand zu bekommen. – Die alten Zeiten, wo man hinter dem Rücken des Patienten mittels Arztbriefen über ihn von Arzt zu Arzt korrespondiert hat, sind vorüber. Wir wollen heute einen aufgeklärten Partner-Patienten haben, und er soll über alle ihn betreffenden Dinge Bescheid wissen. Wie gesagt, bringen Sie aber auch alles mit, was Sie an Befunden haben.

2. Bereiten Sie sich ein bißchen darauf vor, daß Sie **genau beschreiben**, was mit Ihnen los ist. Dazu gehört
a) seit wann besteht das Leiden,
b) wie spielt es sich genau ab, was spüren Sie dabei, was haben Sie für Nebenerscheinungen,
c) haben Sie irgendwelche Vorkrankheiten oder ähnliches?

Alles das sollten Sie ruhig von sich aus **mit Ihrer Sprache** dem Arzt mitteilen. Sie brauchen keine ärztlichen Fachausdrücke zu lernen. Es ist auch im allgemeinen für den Arzt gar nicht wesentlich, was irgendein anderer Arzt Ihnen darüber gesagt hat oder was Ihre Tante Amalia darüber gesagt und gedacht hat.

Wichtig hingegen ist, wie Sie die Dinge selbst empfinden und was andere Ärzte in ihren Befunden schriftlich festgelegt haben.

3. Im besonderen Fall der Kopfschmerzen sollten Sie bei der Beschreibung auf die im Vorabschnitt angeführten Kriterien besonderen Wert legen. Dann kann sich der Arzt schon viel mehr vorstellen. Versuchen Sie jedoch **genaue Zeiträume** festzulegen, denn „oft", „lang" oder „kurz" sind bekanntlich sehr variable Begriffe, je nachdem, ob man etwa mit dem Finger auf eine heiße Herdplatte greift oder mit einem lieben Menschen einen angenehmen Abend verbringt.

4. In diese Beschreibung versuchen Sie aber auch speziell hineinzubringen, **welche besonderen Situationen** zu Ihren Kopfschmerzen führen. Das sollten Sie schon vorher selbst ein bißchen zu analysieren und zu überlegen versuchen. Die häufigsten Auslöser sind erfahrungsgemäß Wetterumschwünge. Viele Frauen haben auch ihre Kopfschmerzen in zeitlichem Zusammenhang mit der Regel (manche mehr davor, manche mehr am Höhepunkt, manche mehr nachher). Es gibt aber auch Kopfschmerzen, die nach bestimmten Nahrungs- und Genußmitteln auftreten (Rotwein, Käse, Süßigkeiten etc.). Manche bekommen ihre Kopfschmerzen mehr in der Entspannung (Wochenende), manche besonders bei Aufregung, Überarbeitung oder ähnlichem.

Aus dieser Aufzählung sehen Sie schon selbst, daß es sich dabei wohl kaum um echte „Ursachen" für Kopfschmerzen handeln kann. Vielmehr spricht man in solchen Fällen von „Auslösern". Aber auch solche **Auslöser können wichtig** sein. Man kann daraus einerseits Schlüsse ziehen, welche Behandlung günstig ist und andererseits auch versuchen, solche Auslöser zu entschärfen. Ausführlicher wollen wir darüber noch im Behandlungskapitel später sprechen.

Anstrengungs-Kopfschmerz und Unfall-Kopfschmerz

Zwei spezielle „ausgelöste Kopfschmerzen" sollen aber bereits hier besprochen werden, nämlich
a) der Kopfschmerz nach körperlicher Anstrengung und
b) der Kopfschmerz nach Unfällen, welche den Kopf und die Halswirbelsäule betreffen.

Beim ausgelösten **„Anstrengungs-Kopfschmerz"** besteht die Besonderheit, daß man (entgegen den meisten anderen Auslösern) den Auslöser nicht künstlich vermeiden soll, sondern ein „Gewöhnungstraining" einsetzen sollte. Derartige „Anstrengungs-Kopfschmerzen" sind nämlich meist Ausdruck einer erhöhten Gefäßlabilität, bei meist schwankendem Bluttiefdruck. Durch die starken Anstrengungen kann es zu starken Blutdruckschwankungen kommen, die dann die betreffenden Kopfschmerzen verursachen. Meist sind Kinder betroffen (die sich etwa beim Sport leichter verausgaben als Erwachsene), aber auch bei manchen Erwachsenen gibt es derartige **„Sport-Kopfschmerzen"** (Abb. 4).

Es wäre dabei also falsch, sich ängstlich in körperliche Ruhe zu flüchten, Sport zu vermeiden und ähnliches. Vielmehr raten wir dazu, exzessive plötzliche Hochleistungen zu vermeiden, jedoch langsam aufbauend trainingsmäßig weiterhin Sport zu betreiben und dadurch nicht nur die Muskeln, sondern auch sein Gefäßsystem so zu trainieren, daß es dann allmählich nicht mehr zu den starken Blutdruckschwankungen mit Kopfschmerzverursachung kommen kann.

Wenn bei einem Unfall der Kopf und Ihre Halswirbelsäule in Mitleidenschaft gezogen worden sind (sei es mit, sei es ohne Bewußtlosigkeit) und im direkten Anschluß daran zunehmende Kopfschmerzen auftreten, so sollen Sie (egal, ob Sie schon im Krankenhaus liegen oder ob Sie zu Hause sind) unbedingt den Arzt darauf hinweisen. Solche Kopfschmerzen gehören zu den „Freunden und Warnern", welche darauf hinweisen, daß nach dem Unfall etwas im Kopf in Unordnung gekommen sein könnte, insbesondere kann es sich um Blutungen oder Entzündungen handeln.

Wesentlich weniger kritisch für sofortiges Eingreifen sind Kopfschmerzen, welche sich Wochen bis Monate nach einem Unfall einstellen oder bis dahin fortsetzen. Solche Verläufe sind nach Unfällen, welche Kopf und Halswirbelsäule betreffen, nicht selten. Typischerweise klingen die Kopfschmerzen innerhalb von Wochen und Monaten langsam ab.

Durch Unfälle bedingte Kopfschmerzen vergehen also typischerweise nach Monaten. In seltenen Fällen bestehen sie etwas länger, aber **nie „durch den Unfall bedingt dauernd"**. Andererseits gibt es aber Menschen, bei denen nach einem Unfall dauernd Kopfschmerzen bestehen bleiben. Es ist dann oft für solche Patienten schwer einzusehen, daß dabei keineswegs mehr der Unfall „schuld ist", dieser vielmehr nur mehr ein letzter Auslöser war. Es kommen nämlich in solchen Fällen persönlichkeitsbedingte Faktoren (aus dem Körper und aus der Psyche) dazu, welche den Kopfschmerz „dauernd" weiter unterhalten. Manche Menschen wollen das nicht einsehen und es kommt zu langen **Rechtsstreitigkeiten**. Denn es können ja aus einem Unfall gewisse Entschädigungsansprüche erwachsen, sei es, wenn Verschulden eines anderen vorliegt, sei es, wenn durch irgendwelche Versicherungsleistungen die Unfallfolgen abgegolten werden können. Der Arzt wird dann fallweise auch **als Gutachter** nötig sein. Sie müssen wissen, daß ein derartiger Arzt als Gutachter weder „für" noch „gegen" einen Patienten zu entscheiden hat, sonder verpflichtet ist, als eine Art Schiedsrichter so neutral und so objektiv wie möglich die Lage zu beurteilen. – Gerade aber in den Fällen von lang bestehenden Kopfschmerzen nach Unfällen kann der Gutachter manchmal dem Patienten schwer erklären, **daß nicht alles, was zeitlich nach einem Unfall verläuft, auch durch den Unfall verursacht wurde.**

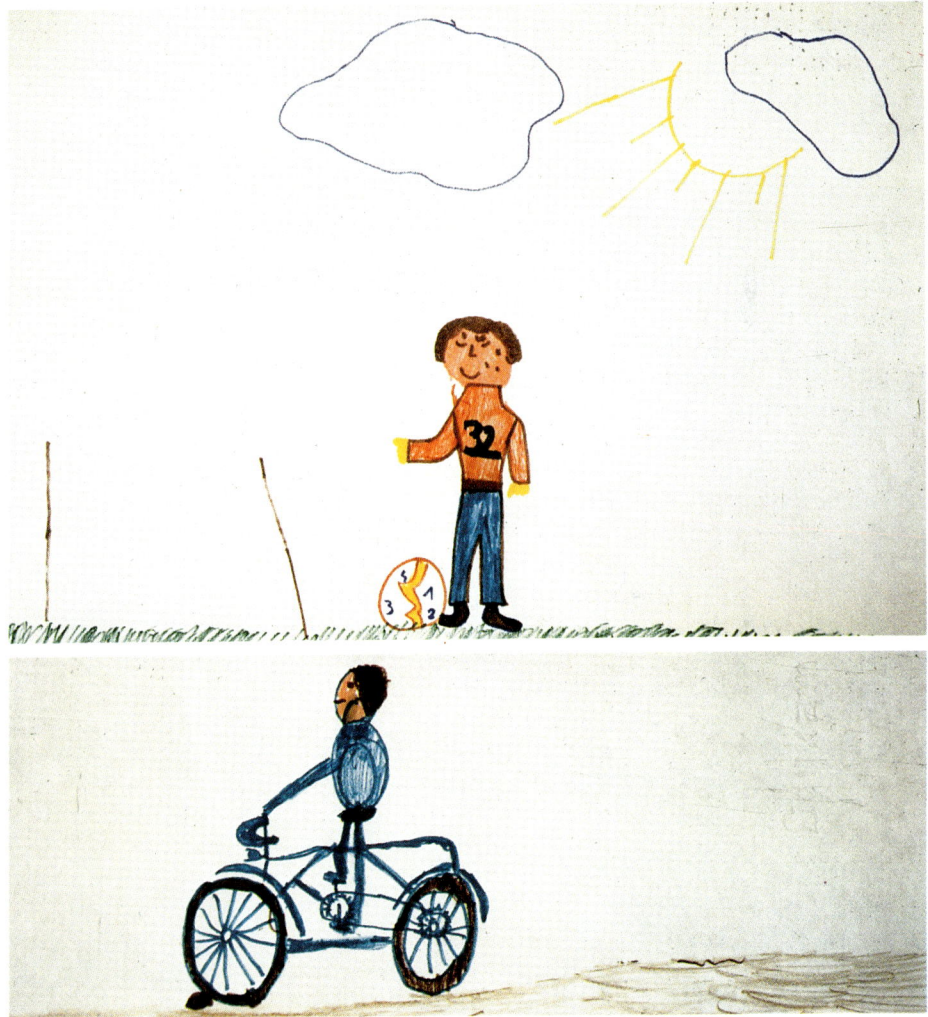

Abb. 4 Verschiedene Anstrengungen und auch Sport führen insbesondere bei Kindern (wie von zweien hier selbst zeichnerisch dargestellt) fallweise zu Kopfschmerzen. Das soll aber zu keinem „In-Watte-Packen" führen, vielmehr zu vorsichtigem systematischem Aufbautraining gegen die (dafür verantwortlichen) überstarken Gefäßreaktionen. Im großen und ganzen sind derartige Kopfschmerzbilder meist harmlos und gut behandelbar

Dort, wo Entschädigungsansprüche bestehen, soll Ihnen sicherlich durch ein korrektes ärztliches Gutachten eine Ihnen versicherungsmäßig zustehende Entschädigung auch zufließen. Anderseits müssen Sie aber wissen, daß Kopfschmerzen durch Unfälle

a) **nie dauernd** bedingt sein können,
b) auch **nicht zu einer Minderung der Erwerbsfähigkeit** (wie der Fachausdruck lautet) führen können.

Das ist einerseits gut zu wissen, denn es heißt: Sie werden durch so etwas nicht invalidisiert, (wohlgemerkt durch den Kopfschmerz an sich; ein Unfall kann durch andere Folgen natürlich leider durchaus zur Invalidisierung führen). Andererseits sollten Sie aber durch vorliegende Ausführungen davor gewarnt werden, sich in aussichtslose, langwierige Rechtsstreitigkeiten zu verrennen.

Wozu und wie untersucht der Arzt?

Jeder Arzt wird zuerst mit Ihnen reden, und dazu haben wir schon vorher klargestellt, **was Sie ihm vor allem erzählen sollten**. Dann wird er Sie (vielleicht sofort oder vielleicht erst nach einigen Befunden) **körperlich untersuchen**. Dazu brauchen wir Ihnen als Patient keine wesentlichen Ratschläge geben, das muß sowieso der Arzt tun.

Ein wesentlicher Punkt in den weiteren ärztlichen Maßnahmen ist aber die **Befunderhebung**. Es werden also von anderen Ärzten und/oder Laboratorien zusätzliche Untersuchungen über Sie erbeten.

Prinzipiell können Sie bei jeder Befundung, zu der Sie der Arzt schickt, auch immer fragen, worum es geht und wozu das Ganze dient. Nur ist es leider so, daß die Ärzte in unserem Krankenkassensystem vielfach unter großem Zeitdruck stehen, und deswegen will dieser Patientenratgeber Ihnen und Ihrem Arzt helfen, daß die wesentlichsten Befunde, welche bei Kopfschmerzen zu erheben sind, jetzt erklärt werden.

Die eine Hauptunterscheidung von „**monokausalen**", also nur durch *eine* Ursache bedingte Kopfschmerzen, und „**multifaktoriell bedingten**", also durch das Zusammentreffen *einer Reihe von* Mitursachen bedingte, haben wir schon vorher erklärt. Hier wird nun angefügt, daß die „monokausalen" wesentlich seltener sind als die „**multifaktoriellen**" Kopfschmerzen. Dies bedeutet in Ziffern: Es gibt nur eine Chance von 10 %, über die Entdeckung einer einzigen Ursache und deren Behandlung auch die Kopfschmerzen bei diesem Patienten zu beseitigen. Viel häufiger (das betrifft also die restlichen 90 %) hat man es hingegen mit mehreren Ursachen gleichzeitig zu tun.

Das heißt aber weiter, daß der gewissenhafte Arzt an **sehr viele Möglichkeiten, die alle bei Ihren Kopfschmerzen** zusammenspielen können, gleichzeitig denken muß und es üblicherweise dann auch so hält, daß er diese unterschiedlichen Ursachen bzw. Mit-Ursachen, durch verschiedene Untersuchungen und Befunderhebungen klarer eingrenzt. Wir haben Ihnen auch schon erklärt, daß die „multifaktoriell bedingten" Kopfschmerzen überwiegend diejenigen sind, welche längere Zeit bestehen, bzw. einen Menschen über viele Jahre seines Lebens begleiten. Wenn Sie also mit solchen chronischen Kopfschmerzen zum Arzt kommen, wird es notwendig sein, eine ganze Reihe von Befunden zu erheben, die wir jetzt näher erklären wollen.

Überdies sollen Sie auch wissen, daß der Ort, wo sie am oder im Kopf den Kopfschmerz spüren, keineswegs übereinstimmen muß mit dem Ort wo die Störung ihren Ausgang nimmt. So kann ein Halswirbelsäulen(mit-)bedingter Kopfschmerz sich am Scheitel lokalisieren, ebenso wie auch ein Nebenhöhlen-bedingter Kopfschmerz etc. Man spricht auch vom „**Ausstrahlungscharakter des Kopfschmerzes**".

Es ist also meistens so, daß **mehrere kopfschmerzbegünstigende Faktoren zusammenkommen müssen**, damit ein chronisches Kopfschmerzleiden entsteht.

Auf den Ort, wo die Kopfschmerzen verspürt werden, kann man sich für die Diagnose nicht verlassen.

Eine gezielte Kopfschmerz-Untersuchung hat daher immer **mehrere Befunde** zu beinhalten, um das mögliche Ursachenspektrum abzudecken und dann eine möglichst **gezielte Behandlung** einzuleiten, welche wiederum **möglichst vielfältig** bei möglichst vielen ursächlich mitspielenden Faktoren angreift.

Röntgenbefunde

a) Befindet sich in den **Nebenhöhlen** Eiter, der vielleicht mit einer chronischen Entzündung zusammenhängt?

b) Bestehen vielleicht abnorme Gestaltungen des **Kopfes** und des Überganges zwischen Kopf- und Halswirbelsäule, welche Kopfschmerz-begünstigend sind?

c) Bestehen in der **Halswirbelsäule** Abnützungserscheinungen, abnorme Haltungen oder abnorme Beweglichkeiten? Dazu wird üblicherweise nicht nur eine einfache Halswirbelsäulenaufnahme gemacht, sondern eine sogenannte Funktionsaufnahme, d. h. die Halswirbelsäule wird in verschiedenen Stellungen aufgenommen.

d) **Die Zahnpanoramaaufnahme** gibt Aufschlüsse, ob sich im Kiefer abnorme Verhältnisse finden. Es ist wichtig zu betonen, daß die normale zahnärztliche Versorgung das nicht immer klarstellt. Selbst in einem Kiefer, in dem sich etwa keine Zähne mehr befinden, können noch Kopfschmerz-begünstigende Faktoren stecken, wie Wurzelreste, nicht durchgebrochene Weisheitszähne, die quer liegen; oder ähnliches.

e) Auch ein **Lungenröntgen** gehört dazu, denn manchmal können sich chronische Störungen von dort aus Kopfschmerz-begünstigend auswirken.

f) Manchmal kann es nötig sein, die ganze **Wirbelsäule und auch das Becken** zu untersuchen, denn Schiefstände und falsche Haltungen können sich bis auf die Halswirbelsäule hinauf auswirken und von dort aus Kopfschmerz-begünstigend wirken.

g) Die **Computertomographie und die Kernspintomographie** des Kopfes sind besonders raffinierte moderne Röntgenuntersuchungen, die dazu dienen, das Gehirn selbst genau beurteilen zu können.

Die Computertomographie dient vor allem dazu, um Hirngeschwülste zu entdecken, sie kann zusätzlich die Augenhöhle und die Nebenhöhlen miterfassen. Die Kernspintomographie ist vor allem geeignet, um Gefäßmißbildungen festzustellen. Üblicherweise wird die Computertomographie als erstes gemacht, die Kernspintomographie eventuell (je nachdem, was vorher herausgekommen ist) anschließend. Keineswegs ist immer beides nötig.

Die bereits hier genannten radiologischen Untersuchungen gehören zu den großen medizinischen Fortschritten der letzten 20 Jahre. Man muß sich aber andererseits davor hüten, einfach zu glauben, „ich gehe zur Computertomographie oder gar gleich zur Kernspintomographie, lasse mir das machen, dann weiß ich alles, und wenn dort nichts herauskommt, dann kann man eben nichts finden". Das wäre falsch, denn es gibt viele für Kopfschmerzen wichtige Dinge, die man auch mit der raffiniertesten und neuesten Röntgentechnik nicht nachweisen kann.

h) **In der Sonographie** werden die Gefäße untersucht, welche dem Gehirn das Blut zuführen. Dabei handelt es sich allerdings um eine ziemlich spezielle Untersuchung, die keineswegs in allen Kopfschmerzfällen anzuwenden ist.

Der internistische Befund

a) Manchmal können Blutarmut oder Eisenmangel mit Kopfschmerzen einhergehen.

b) Die Blutdruckwerte spielen eine Rolle: Seltener der chronische Bluthochdruck; häufiger der schwankende Bluttiefdruck. Ein bei einmaliger Messung „schöner" Blutdruck kann sehr wohl relativ tief und „labil" (ist gleich schwankend) sein und damit Kopfschmerz-begünstigend (vergl. Abb. 5).

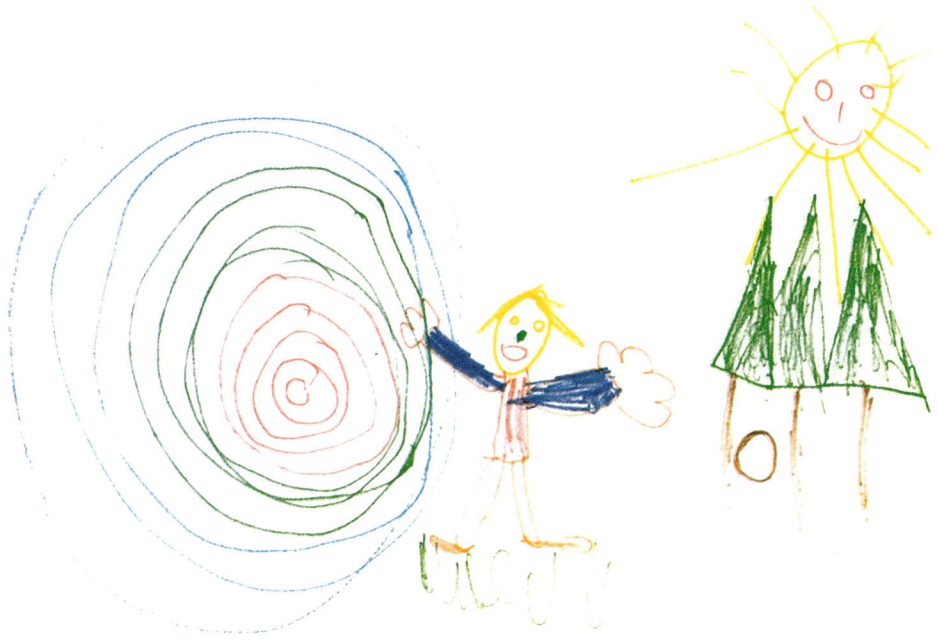

Abb. 5 Der schwankende Bluttiefdruck ist zwar (im Gegensatz zum Bluthochdruck) keine eigenständige Krankheit, reiht sich aber nicht selten unter die Mitursachen für chronische Kopschmerzen ein, insbesondere auch bei Kindern im Wachstumsschub. In der Zeichnung des 7jährigen *Reinhard* wurde erstmalig (zumindest für mich) das Schwindelgefühl zeichnerisch dargestellt

c) Chronische Entzündungen, die man sonst nicht findet, können sich in gewissen Blutbefunden darstellen (sogenannte Rheumafaktoren und die Blutsenkungsreaktion zeigen diese an).

d) Auch Herzschwäche oder Herzfehler können über mangelnde Blutversorgung des Gehirns Kopfschmerz-begünstigend sein.

e) Manchmal können aber auch beispielsweise eine entzündete Gallenblase oder sonstige Entzündungen im Körper einen fernliegenden Kopfschmerz-begünstigenden Faktor darstellen.

Hals-Nasen-Ohren-Befund

Ebensowenig wie auf die Computertomographie allein darf man sich auch bezüglich der Nebenhöhlen auf das Röntgenbild allein verlassen. Bei entsprechendem Verdacht muß der Hals-Nasen-Ohrenarzt beigezogen werden. Es gibt auch entzündete Nebenhöhlen ohne Darstellung im Röntgen. Eine Reihe weiterer Kopfschmerz-Mitursachen können im HNO-Gebiet liegen. Hierzu sollten Sie besonders über die Frage der chronisch **entzündlichen Rachen-Mandeln** (den Tonsillen) etwas wissen.

Früher hat man sehr viel und sehr häufig Mandeln operiert. Heute weiß man allerdings, daß die Rachenmandeln auch eine wichtige infektionsvorbeugende Funktion als „Türhüter der Atmungsorgane" haben. Es ist also nicht jede ein bißchen entzündete Mandel deswegen auch schon operationsbedürftig. Andererseits können aber chronische Mandelentzündungen und chronisch vereiterte Mandeln durchaus auch Kopfschmerz-begünstigend wirken. Überdies kommen sie auch als sogenannter „Fokus", d. h. Krankheitsherd, für die Entstehung von rheumatischen Erkrankungen, von Herzentzündungen und ähnlichem, in Frage.

Es gilt also mit einem kritischen und modernen HNO-Arzt sehr genau zu überlegen, ob eventuell entzündete Mandeln noch einfach so zu behandeln sind, oder ob sie tatsächlich operativ entfernt gehören.

Der Zahnarzt

Auch bei der „Herdsuche" im zahnärztlichen Bereich war man früher teilweise sehr radikal mit dem Zähneziehen. Inzwischen kennen wir aber sehr viele Patienten, die zwar von ihren Zähnen endgültig „befreit" wurden, nicht aber von ihren Kopfschmerzen.

Wenn also zahnärztlicherseits und im Röntgen (Zahnpanorama) **sogenannte „Zahnherde"** entdeckt wurden, sollten Sie auch diesbezüglich wiederum mit einem kritischen und fortschrittlichen Zahnarzt die Dinge besprechen. Es ist keineswegs immer notwendig und gut, alle Zähne zu ziehen. Es gibt Wurzelbehandlungen, es gibt auch sonstige Möglichkeiten, bei fraglichen Zahnherden einzugreifen und dennoch Ihre Zähne behalten zu können.

Denken Sie immer daran, daß eigene Zähne, selbst wenn sie ein bißchen defekt sind und schon reparaturbedürftig, immer noch viel besser sind als künstliche. Trachten Sie also danach, Ihre Zähne so lange wie möglich durch entsprechende Pflege zu erhalten, aber auch durch systematische Beratung bei einem guten Zahnarzt. Schließlich führt der Verlust von Zähnen fallweise zu einer Reihe von anderen Folgebeschwerden, so zu neuerlichen Schmerzhaftigkeiten im Kiefer, aber auch zu Magen- und sonstigen Verdauungsproblemen.

Wenn es nicht mehr anders geht, müssen wir uns alle mit diesem Verlust der Zähne abfinden. Solange es geht, sollten wir ihn aber hinausschieben!

Orthopädie/Physikalische Medizin

Der Orthopäde wird in manchen Fällen beizuziehen sein, insbesondere dann, wenn die Halswirbelsäule im Ursachenfeld mitspielt. Es kann dann mit gezielten Behandlungen von dort manchmal auch schon wesentliches gegen die Kopfschmerzen erreicht werden. Man spricht von **„Manualtherapie" oder „Chirotherapie"**.

Ich habe ja schon beim Röntgen erklärt, daß sich in manchen Fällen die ganze **Wirbelsäule von unten her** Kopfschmerz-begünstigend auswirken kann. Und so komisch es klingt, es können tatsächlich selbst Senkfüße, abnorme Fußstellungen und Beinlängenunterschiede über die Wirbelsäule bis zu einem Kopfschmerz hinauf wirken. Hier ist dann der Orthopäde zuständig.

Er kann auch die richtigen Hinweise geben, wie eine **gezielte Physiotherapie** durchzuführen ist. Diese kann heute in eigenen **Instituten für physikalische Medizin** oder auch von einzelnen niedergelassenen Physiotherapeuten gemacht werden. Eher empfehlen wir ärztlich geleitete Institute, weil dort meistens mehrere Methoden gleichzeitig angeboten werden. Auch ist der **Facharzt für physikalische Medizin** besonders ausgebildet und geeignet, möglichst sinnvolle Kombinationen anzuwenden.

Der Orthopäde ist darüber hinaus auch für Operationen zuständig. Beim Kopfschmerz bieten sich jedoch **kaum operative Möglichkeiten** an.

Es wurden zwar auch gelegentlich Halswirbeloperationen gemacht. Jedoch sind sie sehr kritisch zu betrachten und haben nur in eher seltenen Ausnahmefällen bei Kopfschmerzpatienten zu Erfolg geführt. Wenn also Operationen an der Halswirbelsäule wegen ihrer Kopfschmerzen ins Gespräch kommen, fragen Sie lieber verschiedene gute Spezialisten, bevor Sie sich dazu entschließen.

Das bezieht sich natürlich nur auf die Operationen, die ausschließlich wegen Kopfschmerzen durchgeführt werden. Die Bandscheibenoperationen an der Halswirbelsäule wegen etwaiger Lähmungserscheinungen und ähnlichem sind ganz anders zu betrachten. Davon soll hier ja aber nicht die Rede sein.

Augenarzt

Der Augenbefund dient dazu, um eventuell bestehende abnorme Druckverhältnisse im Augapfel festzustellen, die sich auch manchmal nur in Kopfschmerzen oder als erstes in Kopfschmerzen äußern können.

Besonders bei Kindern ist es gelegentlich so, daß sie in der Schule Kopfschmerzen bekommen, wenn durch das angestrengte Schauen auf die Tafel erstmalig ein Sehfehler störend auffällt. Die Kopfschmerzen können dann den Weg zur notwendigen Brille weisen. Auch Fehler in den Augenmuskeln (verstecktes Schielen) kann zu Kopfschmerzen führen.

Frauenarzt

Einen gynäkologischen Befund wird man natürlich vor allem einholen, wenn bei Frauen die Kopfschmerzen sich irgendwie **mit der Regelblutung** kombinieren. Manchmal können dann gezielte Hormonbehandlungen hilfreich sein.

Auch die **Einnahme der Verhütungspille** kann mit Kopfschmerzen zusammenhängen. Wenn also Frauen die Pille einnehmen und seitdem Kopfschmerzen bestehen oder sich diese verstärken, so soll mit dem Frauenarzt besprochen werden, ob entweder die Pille durch ein anderes Verhütungsmittel ersetzt werden kann oder ob man vielleicht unter den verschiedenen Pillen-Zusammensetzungen auf eine andere Pille überwechseln sollte.

Der psychische Befund

Kopfschmerzen sind relativ häufig von psychischen Faktoren mitbedingt. Selten sind sie durch diese allein verursacht (siehe Abb. 1 „Schmerzdreieck"). Man sollte aber immer einerseits **(depressive) Verstimmungen** bedenken (Abb. 6), des weiteren sich überlegen, ob **besonders belastende Situationen**, bedrückende Situationen, besondere Spannungs- oder Streßsituationen bestehen.

Wenn solche Situationen in direktem Zusammenhang mit ihren Kopfschmerzperioden stehen, ist derlei natürlich besonders in Erwägung zu ziehen. Aber auch psychisch belastende Situationen außerhalb des direkten Kopfschmerzzusammenhanges können eine gewisse Wesentlichkeit dafür haben. – Andererseits soll man **nicht gleich alles auf den „Streß" schieben** und sich davor fürchten (wie es heute sehr modern ist). Ein gewisses Maß an Streß ist nämlich für uns alle lebensnotwendig. – Teilweise geht es darum, zu lernen, damit richtig umzugehen (siehe noch im Abschnitt „Lebensführung").

Ich plädiere also keineswegs dafür, daß man immer alles nur auf die psychischen Faktoren schieben soll. Aber man muß wissen, daß diese doch maßgeblich dabei mitspielen können, die Kopfschmerzen zu verstärken, zu unterhalten, manchmal auch tatsächlich zu verursachen.

Es ist nun von Arzt zu Arzt unterschiedlich, ob der Erstbehandler sich in der Lage fühlt, selbst auf die psychischen Gegebenheiten bei Ihnen einzugehen, oder ob er meint, es sei sinnvoll, Sie dazu zu einem zusätzlichen Gespräch zu einem Nervenarzt mit psychotherapeutischer Ausrichtung zu senden.

Jedenfalls sollten Sie aber sich selbst ein bißchen Gedanken machen über die psychischen Situationen, die bei Ihnen vorliegen und auch **selbst darauf Wert legen, mit einem Arzt darüber zu sprechen.**

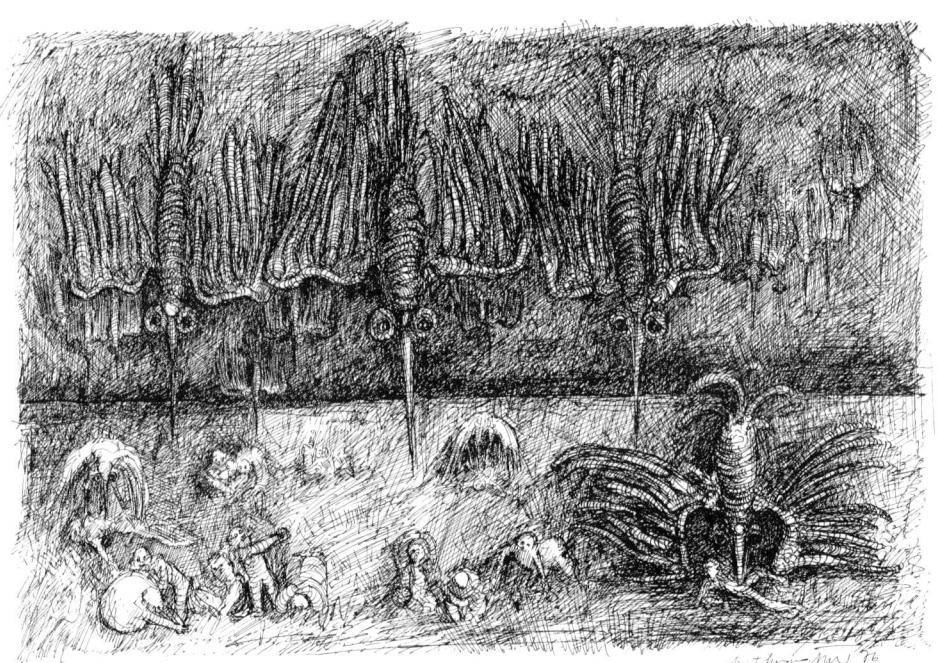

(A. Thuswaldner)

Abb. 6 Bei den psychischen Faktoren liegen nicht selten depressive Grundverstimmungen vor, welche die (körperlichen) Kopfschmerzbeschwerden wesentlich stärker erscheinen lassen und auch verlängern. Das Bild zeigt die trostlose Ausweglosigkeit, wie sie der Patient in der Depression empfindet, besser auf, als viele Worte. In solchen Fällen gilt es also unter sinnvoller ärztlicher Koordination sowohl die psychische als die körperliche Komponente gleichzeitig zu behandeln. „Ausreden" kann man einem Depressiven seine Depression kaum. Ärztlich gekonnter Einsatz von antidepressiven Medikamenten kann hingegen Wesentliches leisten

Keineswegs alles und ungezielt machen!

> Sie sehen, es gibt also sehr viel zu untersuchen. Verfallen Sie aber jetzt nicht in den Irrtum zu glauben, daß alle jene Befunde unbedingt immer gemacht werden müssen. Der gute Arzt erkennt aus der Art der Kopfschmerzen sehr wohl, wo der Schwerpunkt der Untersuchungen zu liegen hat, und sucht sie richtig aus. Insbesondere läßt er auch keineswegs alles auf einmal machen, sondern hat **meistens einen Stufenplan**, d. h. er läßt zuerst einige Grundbefunde machen und sieht dann, ob diese schon alles Wichtige ergeben oder ob er weiterforschen muß.

Es ist also keineswegs eine Unsicherheit des Arztes, wenn er zwischendurch eine Behandlung nach dem Wahrscheinlichsten macht, ein paar Befunde erhebt, dann sieht, wie die Behandlung anspricht, eventuell dann die Behandlung ändert und zusätzliche Befunde anfordert. Es zeigt, daß er systematisch und vernünftig vorgeht. Sie sollten ihm auf diesem Weg folgen und nicht die Geduld verlieren.

Falsch wäre es aber auch, wenn Sie glauben, indem Sie selbst einige Befunde erheben, können Sie sich selber diagnostizieren (wie ich das schon bei der Computertomographie erwähnt habe). Das ist fast so, wie der Münchhausen, der sich selbst am Zopf aus dem Sumpf zieht. Die Befunde ergeben nur dann den richtigen Sinn, wenn sie der Arzt, im Rahmen eines guten medizinischen Übersichtswissens, richtig einordnet.

Es gibt sehr wohl manche Befunde, die „abnorm" oder „nicht ganz normal" sind, ohne daß sie etwas mit den Kopfschmerzen zu tun haben müssen. Fallweise müssen solche Befunde auch überhaupt nichts Wesentliches für die Gesundheit bedeuten, können sogenannte „Normvarianten" sein. Wir glauben daher nicht, daß es sinnvoll ist, daß der Patient seine Befunde selbst genauestens durchmustert und daraufhin glaubt, sich selbst behandeln zu können. Denn sonst müßte man schließlich nicht mehr Medizin studieren, sondern würde jeden Patienten nur durch eine „Diagnosenstraße" schicken und er bekommt dann zum Schluß den Zettel, was ihm fehlt und was er tun soll.

Wie Sie wissen, geht das aber nicht einmal mit dem Auto. Denn auch dort ist es gut, wenn nach der Diagnosenstraße ein guter Mechaniker die Sachen alle ansieht und Ihr Auto dann in Ordnung bringt. Der menschliche Körper ist aber doch noch um einiges komplizierter als ein Auto und deshalb sind die Dinge eben nicht so einfach mechanistisch zu lösen.

Überhaupt sind hier **keineswegs alle Möglichkeiten angeführt,** um die es bei den Hilfsbefunden geht. Es sind nur einige wesentliche Beispiele angeführt, die Ihnen erklären sollen, warum man überhaupt so vieles machen soll und warum Sie sinnvollerweise auf dem etwas komplizierten Weg der Kopfschmerzdiagnostik auch wirklich gründlich mitmachen sollten, um zu einem Erfolg zu kommen.

Anderseits schadet es aber gar nicht, wenn Sie sich diese Dinge selbst ein bißchen überlegen. Wenn Sie in einer bestimmten Richtung aus der Kenntnis Ihres eigenen Körpers einen Verdacht haben, sollten Sie den ruhig Ihrem Arzt gegenüber aussprechen und ihn fragen, ob man nicht diesen oder jenen Befund noch machen soll. Ein guter Arzt wird deswegen keineswegs beleidigt sein, sondern gerne auch Ihre eigenen Überlegungen und Gedanken in seine Überlegungen miteinbeziehen. Vielleicht wird er Ihnen dann sagen, der und der Befund käme bei Ihnen aus den und den Gründen sowieso nicht in Frage. Es heißt also keineswegs, daß Sie jetzt etwa Ihrem Arzt die Untersuchungen vorzuschreiben versuchen sollen, die er bei Ihnen macht. Was wir wollen ist nur, **daß Sie mitdenken und daß Sie wissen,** worum es überhaupt bei unseren Untersuchungen geht.

Die Diagnose

Wenn nun nach all dem der Arzt eine „Diagnose" gestellt hat, so heißt es nichts anderes, als daß er einen medizinisch bekannten Namen für die Art Ihrer Kopfschmerzen gefunden hat. Wenn er sich gut auskennt, wird er sicherlich gerne bereit sein, auch darüber mit Ihnen zu sprechen und Ihnen zu erklären, warum er diese und jene Faktoren als Hauptverursacher Ihres Kopfschmerzes ansieht, und warum er zu dieser und jener Diagnose gekommen ist. – Eine Diagnose ist keineswegs etwas Unwandelbares und ein absolutes Evangelium. Auch die besten Spezialisten müssen manchmal, je nach Verlauf einer Erkrankung, zu neuen Erkenntnissen kommen und ihre Meinung abändern. Wenn ein Arzt so etwas tut, sollte man es keineswegs für Unsicherheit und Unerfahrenheit halten (wie schon vorher gesagt). Vielmehr zeigt es, daß er sich jedesmal neu die Dinge ordentlich überlegt und jeweils nach neuen Gesichtspunkten die besten Möglichkeiten für den Patienten sucht.

Die Behandlung

Auf einer ordentlichen Diagnose baut sich nun die Behandlung Ihrer Kopfschmerzen auf.

> Sie sollten sich durchaus das Recht nehmen, bei den einzelnen Maßnahmen, die Ihnen vorgeschlagen werden, Ihren Arzt **jeweils zu fragen,** wofür oder wogegen sie gut sein sollen. Ein moderner Arzt wird derartige **Mitarbeit des Patienten** keineswegs ablehnen, sondern sie sehr begrüßen. Natürlich wird es auch da wieder einen gewissen Grenzwert geben, der durch **die zur Verfügung stehende Zeit limitiert** ist, und deswegen soll im folgenden einiges über die möglichen Behandlungsmaßnahmen gesagt werden.

Die Abb. 7 weist vor allem darauf hin, daß es keineswegs nur um Medikamente geht, sondern darum, bei der Behandlung der Kopfschmerzen **von möglichst vielen Seiten gleichzeitig mit möglichst vielen Methoden** Ihr Kopfschmerzleiden zu behandeln. Es handelt sich dabei um eine ganze Reihe von möglichen Maßnahmen, die Sie

HAUPTWEGE DER KOPFSCHMERZTHERAPIE
(MÖGLICHST VIELSEITIG, NACH ZIELSYMPTOMEN ZU KOMBINIEREN)

1. ÄTIOLOGISCH
2. MEDIKAMENTÖS --------→ A. VASOAKTIV/ERREGUNGSHEMMEND
3. MANUALTHERAPEUTISCH UND/ODER PHYSIOTHERAPEUTISCH
   B. BEHANDLUNG BEGÜNSTIGENDER BASISSTÖRUNGEN
4. BIOFEEDBACK/AKUPUNKTUR/ VEG. UMSTIMMUNGSTHERAPIE
   C. ANTIPHLOG. - ANALGETISCH
   D. BEHANDLUNG DES STATUS MIGRAENOSUS U.D. ABUSUS
5. PSYCHOTHERAPIE/UMWELT- UND LEBENSHYGIENE
6. (SCHMERZ-) CHIRURGISCH

Abb. 7 Wenn Sie sich jetzt mit uns darüber klar geworden sind, von wievielen Seiten Ihr Kopfschmerz mitgesteuert werden kann, wird es Ihnen auch sicher einleuchten, daß diejenige Behandlung die beste ist, welche von möglichst vielen Seiten gleichzeitig kommt, mit möglichst vielen Methoden, gleichzeitig arbeitet. – Wichtig für Sie zu wissen ist:
1. Medikamente sind nicht alles und
2. mit mehrfachen Methoden von mehreren Seiten gleichzeitig behandeln soll man nicht mit einem ungezielten Misch-Masch verwechseln. Vielmehr braucht gerade einer, der vielseitig behandelt, ein um so klareres Konzept darüber, was, wo und wie es am besten wirkt. Dazu muß aber vorher eine genaue Analyse Ihres Kopfschmerzes (mit Ihrer Hilfe) durchgeführt worden sein

kennen sollten. Wie sie aber eingesetzt werden sollen, in welcher Reihenfolge, in welcher Kombination, in welcher Stärke, etc. etc., das sollte Ihr Arzt bestimmen. Damit er die Behandlung möglichst exakt und gezielt vornehmen kann, wurden ja auch die vorerwähnten vielfachen Befunde erhoben.

Medikamente

Fragen Sie ausdrücklich, **wie lange Sie ein Medikament nehmen sollen** und unter welchen Umständen; denn es gibt dreierlei wesentlich unterschiedliche Möglichkeiten für Kopfschmerzmedikamente, die aber auch für den Erfolg maßgeblich sind.
a) als „Kur" d. h. einige Monate,
b) „dauernd": ein halbes bis ein Jahr oder länger,
c) nur für das Abfangen eines Kopfschmerz-Anfalls.

Eine ganz wichtige Tatsache, die der Patient kennen, und auf die er auch den Arzt ansprechen soll, ist es aber, daß man beim chronischen Kopfschmerz **keine Medikamente nehmen darf, welche zur Gewöhnung führen.** Dazu gehören vor allem die sogenannten Tranquilizer (Beruhigungsmittel) und die sogenannten Analgetika (reine Schmerzbekämpfungsmittel).

Diese Medikamente kann man zwar ruhig einmal in akuten Situationen nehmen, etwa vor oder nach einer Operation, wenn Schmerzen und Aufregungszustände bestehen, bei einer akuten Grippe mit Kopfschmerzen oder ähnlichem. Für die Dauerverabreichung bei chronischen Kopfschmerzen sind solche Medikamente aber absolut abzulehnen, denn sie führen über die Gewöhnung bis hin zur Sucht.

Manche verursachen darüber hinaus einen eigenen **„Medikamenten-Kopfschmerz".** Das ist ein Kopfschmerz, der etwa dem Alkohol-Kater-Kopfschmerz ähnlich ist. Das heißt, die Medikamente erzeugen, während sie im Körper verdaut (d. h. umgebaut, abgebaut und verwertet) werden, wieder von sich aus einen neuen Kopfschmerz; und es ist sehr wohl einzusehen, daß sich daraus ein sogenannter „Teufelskreis" entwickelt. D. h. man nimmt dann wieder Medikamente, um den Medikamenten-Kopfschmerz zu unterbinden, und die Dosis wird immer gesteigert und die Sache führt letztlich zu Leber-Nieren-Schädigungen sowie **dauernden und zunehmenden Gesundheitsschäden.**

Andererseits sollen Sie aber nicht aus Angst vor allen Medikamenten wichtige Medikamente ablehnen, die Ihnen der Arzt jetzt sinnvollerweise verordnet. Dazu gehören folgende Medikamenten-Gruppen:
a) Solche, die direkt **zum Abfangen eines Migräne-Anfalls** geeignet sind. Sie wirken aber nur dabei und keinesfalls bei einem Dauer-Kopfschmerz. Hier zeigt sich wiederum, wie wichtig es ist, daß man vorher genau klarstellt, ob es sich um Migräne oder um Dauer-Kopfschmerz handelt.

Üblich sind dazu Kombinationsmittel, welche Coffein plus Ergotamin plus meistens ein zusätzliches Mittel enthalten, welches krampflösend und Erbrechen-mindernd wirken soll. Bekannt sind dafür Migril, Cafergot compositum, Synkapton.
Alle diese Mittel können nur im ersten Anbeginn des Migräne-Anfalls wirken, und es wäre nicht nur sinnlos, sondern kann auch schädlich sein, sie etwa als Dauermedikament zu nehmen. Man nimmt sie am besten mit lauwarmem Wasser.
Auch Aspirin-Brause-Tabletten haben sich teilweise zur „Kupierung" (also Sofort-Unterbrechung) eines Migräne-Anfalls bewährt.

In letzter Zeit sind zwei neue Möglichkeiten auf den Markt gekommen, nämlich
1. das Imigran. Dieses ist kein Kombinationspräparat, sondern eine Einzelsubstanz, die den Vorteil hat, auch im voll ausgebildeten Migräne-Anfall fallweise noch wirken zu können.
2. Ein DHE-Nasenspray hat den Vorteil, daß er über die Schleimhäute rascher und besser als über den Magen in den Körper aufgenommen wird und zur Wirkung kommen kann.

b) Weiters gibt es Mittel, welche eine **Basisbehandlung für den Migräniker** oder den Kopfschmerz-Patienten darstellen. D. h. sie senken die Bereitschaft des Körpers, Kopfschmerzen zu produzieren. Das sind Medikamente, welche nicht eigentlich schmerzdämpfend sind, auch keine Beruhigungsmittel und vor allem auch keine solchen, die Sucht erzeugen. Sie sollen eine gewisse „Erregungshemmung" bewirken, so daß die Kopfschmerzen nicht so leicht entstehen. Es gibt solche Medikamente auf verschiedener Basis. Die chemischen Zusammensetzungen wollen wir Ihnen als Patient gerne ersparen. Es ist schon für uns Ärzte schwierig genug, das alles im Kopf zu behalten. Immerhin seien aber die Namen erwähnt: Anti-Serotonin-Mittel, Betablocker, Kalzium-Antagonisten, Hydantoin-Derivate.

c) Zusätzlich relativ wichtige Basismittel sind solche, welche sich auf den Blutdruck auswirken, also **Kreislaufmittel** (man kann sie einfach im Sinne einer Gefäßgymnastik charakterisieren) und solche, welche sich gegen depressive Faktoren wenden, die (wie wir Ihnen schon vorher erklärt haben) manchmal deutlich bei den Kopfschmerzen mitspielen können. Diese Medikamente heißen **Anti-Depressiva.**

Zusammen mit den **Neuroleptika** gehören sie zu der großen Gruppe der **Psychopharmaka.** Neuroleptika sind solche, welche die allgemeine vegetative Situation und damit fallweise auch die Anfallsbereitschaft verbessern.

Antidepressiva, ebenso wie Neuroleptika haben nur dann Sinn, wenn man sie **lange genug,** d. h. mehrere Monate bis etwa 1 Jahr dauernd nimmt. (Das kann man natürlich nur deshalb empfehlen, da sie **nicht suchterzeugend** sind.) – **Wann die Medikamente wieder abzusetzen** sind, soll unbedingt mit ihrem Arzt genau besprochen werden. Üblicherweise hört man auch nicht plötzlich damit auf, sondern reduziert langsam innerhalb eines Zeitraumes von mehreren Monaten. Das nennt man „ausschleichen".

Sie sollten aber auch wissen, daß es in der Medizin kaum etwas Gutes gibt, das nicht auch Negatives in sich trägt. So gibt es kaum ein wirksames Medikament, das nicht auch irgendwelche **unliebsame Nebenwirkungen** hat.

Dort wo die Nebenwirkungen besonders stark und gefährlich sind, wird man von den Medikamenten überhaupt abraten. Das ist hier schon geschehen, indem ich vom chronischen Schmerzmittel- und chronischen Beruhigungsmittelgebrauch dringend abgeraten habe.

> Aber auch die anderen Medikamente, die ich Ihnen hier angeführt habe, können gewisse Nebenwirkungen haben, die für Sie unliebsam sind. Manche machen müde. Manche sind speziell appetitsteigernd und führen zu unliebsamen Gewichtszunahmen. Sie sollen das genau mit Ihrem Arzt besprechen, denn es geht dann einfach um ein sogenanntes „Bilanzproblem". **Das heißt: Sind die Vorteile größer als die Nebenwirkungen, die mir das Medikament bringt?**

Dann nimmt man sie in Kauf und tut eben einiges Zusätzliche gegen die Nebenwirkungen. Etwa gegen die Müdigkeit trinkt man zusätzlich schwarzen Kaffee. Man beginnt das Medikament nur zum Wochenende (denn meistens klingt die Müdigkeit nach einigen Tagen ab). Wenn man weiß, daß Appetitsteigerung besteht, muß man sich beim Essen speziell beherrschen u. s. f.

Wir führen hier nicht alle einzelnen möglichen Nebenwirkungen an, denn auch diese sollen Sie mit Ihrem Arzt besprechen, je nachdem, was er Ihnen für ein Medikament verschreibt. Wichtig ist aber, daß Sie wissen: Es gibt gewisse Nebenwirkungen und man muß sich darauf einstellen. Andererseits wird aber ein schwer unter Kopfschmerz Leidender gerne gewisse mögliche Nebenwirkungen in Kauf nehmen, wenn er damit gute Chancen hat, seine Kopfschmerzen los zu werden oder entscheidend zu bessern.

> Abb. 7 hat Ihnen aber gezeigt, daß **keineswegs nur Medikamente** in der Behandlung der Kopfschmerzen in Frage kommen. Es geht um sinnvolle Lebensführung, Psychotherapie, Gymnastik, Freizeit-Hygiene zur Kreislaufstimulierung etc.

Psychotherapie

Unter Psychotherapie versteht man Behandlung mit psychischen Mitteln die den ganzen Menschen betrifft, keineswegs jedoch eine isolierte Behandlung der Psyche (Geist oder Seele). Psychotherapie kann also einerseits bei psychischen Störungen, die vordergründig sind, wirken; andererseits kann sie sich auch direkt auf körperliche Abläufe (insbesondere vegetative Fehlsteuerungen, die bei Kopfschmerzen, wie schon gesagt, häufig vorliegen) auswirken.

a) In der sogenannten **Gesprächs-Psychotherapie** geht es einerseits darum, daß Sie im Gespräch mit einem Psychotherapeuten sich selbst kennenlernen und mit Kopfschmerz-begünstigenden Situationen Ihres Lebens besser umgehen lernen. Der Psychotherapeut ist im Gespräch nicht dazu da, um Ihnen „Ratschläge zu geben" (was der Patient meist anfangs erwartet), sondern er ist mehr dazu da, Ihnen einen Spiegel vorzuhalten und Ihnen zu helfen, sich selbst besser zu erkennen.

b) Zur Psychotherapie gehören aber auch **Maßnahmen, die mit dem sogenannten „Hypnoid"** arbeiten. Das sind bei uns seltener Hypnosen, die durch einen anderen durchgeführt werden, häufiger jedoch Maßnahmen, die mit Selbsthypnose arbeiten. Hier ist das **Autogene Training** besonders zu erwähnen, das sich in vielfachen Kombinationen als günstig erwiesen hat.

Man spricht auch von „Entspannungsmethoden", denn es kommt dabei zu einer Muskel- und Gefäßentspannung. Die Grundvoraussetzung ist aber eine selbsthypnotische Beeinflussung des vegetativen Nervensystems. – Das Autogene Training wird (wie wir glauben: leider!) auch in Einige-Stunden-Kurzkursen in Volkshochschulen, Massage-Instituten und ähnlichen Institutionen angeboten. Davon raten wir ärztlicherseits ab, weil dabei nur ein paar Grundprinzipien des Autogenen Trainings gelehrt, keineswegs aber alle Möglichkeiten ausgeschöpft werden. Vielmehr sollten Sie die Möglichkeit suchen, unter kompetenter ärztlicher Leitung, derartige psychotherapeutische Maßnahmen zu bekommen.

c) Ein neuerer Apparat zur Unterstützung der Selbstentspannung und Selbstumschaltung ins Hypnoid, **das Respiratorische Feedback (Leunomed)**, hat sich in Zusammenarbeit mit psychotherapeutischen Gesprächen bei chronischen Schmerzpatienten in unserem Arbeitsbereich recht gut bewährt. Auch dabei sollten Sie jedoch sehen, dies bei einem guten Arzt mitzumachen, der es nicht nur im Sinne einer mechanistischen Atemgymnastik, sondern individuell auf Sie zugeschnitten, verwendet.

d) Keineswegs sind damit alle Methoden, die es in der Psychotherapie gibt, angeführt. Es gibt vielmehr noch **sehr viele, sehr unterschiedliche Methoden.**
Es ist nicht so, daß man sagen kann, die eine Methode ist für die eine Krankheit besonders günstig oder die andere Methode. Vielmehr kommt es darauf an, daß Sie einen guten Psychotherapeuten Ihrer Wahl finden, der auch mit Ihnen gut harmonisiert. Aber natürlich sollten Sie zusätzlich auch sich überlegen, ob Ihnen die Methode, die dort angeboten wird, zusagt, sich also vorher **sowohl über die Psychotherapeuten als auch über die Methode, die angeboten wird, etwas informieren.** Überdies sollen Sie auch mit den Psychotherapeuten klar besprechen, wie Ihr finanzieller und zeitlicher Rahmen aussieht. Denn von heute auf morgen wirkt Psychotherapie kaum jemals, und Sie müssen **bereit sein, zumindest einige Monate** – wenn nicht länger – für eine Psychotherapie zu investieren, wenn sie sinnvoll sein soll.

Zu dem „Investieren" gehört auch der finanzielle Rahmen. Denn derzeit sind zwar gewisse Neustrukturierungen im Gange, welche auch in Österreich (so wie es in Deutschland bereits ist) psychotherapeutische Honorarsätze im Kassenrahmen bereitstellen wollen. Weitgehend ist aber die Psychotherapie heute noch immer etwas, das man privat bezahlt, etwas, das also außerhalb des Krankenkassenrahmens liegt. Und dazu sollten Sie eben auch die finanziellen Belange vorher klar mit dem Psychotherapeuten abmachen, damit sie nicht in finanzielle Bedrängnis kommen.

Auch sollen Sie wissen, daß es einerseits **Ärzte gibt, die gleichzeitig ausgebildete Psychotherapeuten sind sowie andererseits nicht-ärztliche Psychotherapeuten.**
Beiden gemeinsam ist (zumindest gilt das für Österreich), daß gut **ausgebildete Psychotherapeuten** rar sind. Dafür gibt es leider eine ganze Menge halbausgebildeter Gurus, die allerhand anbieten, das so ähnlich klingt wie Psychotherapie, aber keineswegs fach- und sachgerecht ist. Informieren Sie sich bitte genau über die Qualifikation dessen, dem Sie sich anvertrauen wollen. Das am leichtesten Erhältliche ist deswegen nicht immer das Beste.
Gehen Sie bei einem Psychotherapie-ausübenden Arzt in Behandlung, so kann das Übereinstimmen und Koordinieren der Psychotherapie mit den übrigen nötigen Maßnahmen (Diagnostik, Medikamente, Physiotherapie, etc.) durch ihn in einer Person erfolgen. Sind Sie bei einem nicht-ärztlichen Psychotherapeuten in Behandlung, so sollten Sie selbst Wert darauf legen, daß Ihr behandelnder Arzt und der behandelnde Psychotherapeut in Kontakt treten, und so die **psychotherapeutischen mit den übrigen Maßnahmen koordiniert werden.** – Es muß das (leider) besonders betont werden, da im Rahmen der immer weiter fortschreitenden Spezialisierung in den Gesundheitsberufen fallweise gerade jene wichtige Koordinationsfunktion keineswegs immer ideal zum Tragen kommt. Es ist daher durchaus sinnvoll, daß **der Patient selbst sich speziell darum kümmert.**
Was kann die Psychotherapie beim Kopfschmerz überhaupt erreichen?
1. Das Wunschziel ist natürlich, daß die Kopfschmerzen völlig schwinden. Das kann in Einzelfällen durch Psychotherapie tatsächlich geschehen, wenn nämlich die psychisch belastenden Faktoren so stark waren, daß sie im „Ursachenpaket" der Kopfschmerzen eine führende Rolle gespielt haben und nun im Rahmen einer gut gelaufenen Psychotherapie bereinigt werden konnten; weiters durch direkten psychotherapeutischen Angriffspunkt im vegetativen Nervensystem (speziell mittels der genannten Hypnoid-Maßnahmen). Es muß aber leider ehrlicherweise gesagt werden,

daß ein derartiger „Totalerfolg durch Psychotherapie" zu den Seltenheiten gehört. Gleiches gilt für

2., daß nämlich Patienten in die Lage kommen, durch gut geübte erlernte und angewendete Selbsthypnose des Autogenen Trainings aufkommende Migräne-Anfälle total abzufangen, und zwar ohne Medikamente. Wenn dies auch selten so ist, so kenne ich doch einige Patienten, denen das gelungen ist und es lohnt sich daher auf jeden Fall der Versuch, vor allem auch wegen der folgend beschriebenen dritten Möglichkeit.

3. Viel häufiger ist es so, daß im Rahmen einer gut laufenden Psychotherapie die Kopfschmerzbeschwerden leichter werden, seltener werden und insbesondere auch gewisse andere lebensbelastende Faktoren dadurch besser erträglich werden, ja daß die Leute, welche in einer gut laufenden Psychotherapie waren, sagen, sie hätten dadurch ein neues Lebensgefühl, eine neue Auffassung bekommen, sehen manche Problemsituationen viel leichter etc.

4. Schließlich soll aber auch noch auf die Patienten eingegangen werden, denen ihr chronisches Kopfschmerzleiden trotz aller ärztlicher Maßnahmen „verbleibt". (Wir gehen am Schluß dieses Abschnitts bei den allgemeinen „Aussichten" noch darauf ein). Hierbei hat „begleitende Psycho-Therapie" eine wichtige Aufgabe.

Sie kann beträchtlich dazu beitragen, daß solche „verbleibende" Kopfschmerzen möglichst wenig belastend und/oder belästigend sind, des weiteren, daß sie insbesondere nicht zu schweren Nachfolgeschäden im Sinne von Medikamentenübergebrauch und Organschädigung führen.

Es wäre also ebenso falsch, Psychotherapie isoliert als allgemeinen Stein der Weisen beim Kopfschmerz anzupreisen, wie es auch falsch wäre, sich nur auf Medikamente zu stürzen und die ganzen psychotherapeutischen Behandlungsmöglichkeiten zu vernachlässigen.

Es geht somit **nicht um ein Entweder/Oder, sondern um ein wohl ausgewogenes Sowohl/Als-auch**, unter sorgfältiger Führung eines gewissenhaften Arztes, der für alle Möglichkeiten offen ist.

Der informierte Partner Patient kann jedoch, durch gezielte Vorüberlegungen und zusätzliche Anregungen an den Arzt, dazu beitragen, daß der möglichst zielführende Weg für ihn gefunden wird. Dieser wird – das ist Ihnen in den vorliegenden Zeilen schon mehrfach vor Augen geführt worden – meist ein mehrgleisiger sein müssen.

Physiotherapie

„Physiotherapie" heißt Behandlung über den Körper. Wiederum ist Zielpunkt „der ganze Mensch". Hauptvertreter ist das Fach „Physikalische Medizin".

Es gibt eine Reihe von physikalischen Maßnahmen, welche sich bei Kopfschmerz-Patienten sehr günstig auswirken können. Das geht von einfachen Kneippkuren über gezielte Massagen des Schulter-Nacken-Bereichs, Behandlung mit bestimmten elektrischen Strömen an speziellen Schmerzpunkten, bestimmte gymnastische Übungen, die sich speziell auf die Wirbelsäule beziehen, etc. In Anspruch genommen werden kann das über den **Facharzt für physikalische Medizin**, bei gezielter Anordnung auch in physikalischen Instituten oder bei frei praktizierenden Physiotherapeuten, Masseuren etc.

Als **„manualtherapeutische Maßnahmen"** bezeichnet man spezielle Einrenkungs- und Streckungsmaßnahmen an der Wirbelsäule. Sie können manchmal überraschend gute Erfolge bringen, sind jedoch nicht ganz ohne Risiko. Es kann sich dadurch manchmal auch manches in Ihrem Zustandsbild verschlechtern. Hier sollen Sie unbedingt mit einem kompetenten orthopädisch ausgebildeten Arzt zusammenarbeiten, der die manualtherapeutischen Maßnahmen gut beherrscht und nicht quer durch die Gegend, sondern gezielt und kritisch anwendet. Dann können sie Ihnen eventuell helfen.

Als allgemein **roborierende plus vegetativ-stabilisierende Maßnahmen** kommen in Frage: Wechselbäder (eventuell auch Kopf-Wechselbäder), die schon genannten Kneippkuren, verschiedene Fitness-Übungen, auch Waldläufe, Gymnastik, etc. Es ist damit bereits der Übergang gegeben, zu dem, was in einem Folgeabschnitt noch zur „Verbesserung der allgemeinen Lebensführung" angeführt wird.

Erwähnung verdient dazu, daß einiges davon keineswegs der laufenden Verabreichung durch den physiotherapeutischen Fachmann (sei er ärztlich, sei er nicht-ärztlich) bedarf. Es kann vielmehr einiges vorgezeigt und **laufend selbst durchgeführt werden**, so Selbstmassage, spezielle heilgymnastische Übungen, Durchführung der Wechselbäder, Auflegen von warmen Rollen, etc.

Weitere gezielte Heil-Maßnahmen außerhalb der Schulmedizin (sogenannte „alternative Methoden")

Bei der **Akupunktur** ist nachgewiesen (auch durch systematische Untersuchungen in unserem eigenen Arbeitskreis), daß sich gelegentlich durch gekonnte Akupunktur-Behandlung gute Erfolge beim Kopfschmerz und auch bei den Neuralgien einstellen.

Auch dabei geht es aber darum, daß Sie einen guten und erfahrenen, kritischen Akupunktur-Arzt für Ihre Behandlung aufsuchen und finden.

Gerade bei Akupunktur, Entspannungsmaßnahmen und Massagen sind in Österreich und Deutschland die Bindungen an ärztliche Versorgung und Überwachung gesetzlich nicht streng gegeben. Es gibt daher auch eine Reihe von nicht-ärztlichen Therapeuten, die das anwenden, so Masseure, Fitneß-Centers und ähnliches. – Manchmal sind unter diesen **Laien-Therapeuten** durchaus kompetente, ordentliche und dadurch auch erfolgreiche Leute.

Mein Rat wäre allerdings, sich doch **immer auch eines kompetenten ärztlichen Rates dazu zu versichern**. Denn wie gezeigt, kann durch unsachgerechte Anwendung manchmal allerhand schiefgehen und für Sie zu Verschlechterungen des Zustandsbildes bzw. sogar Schädigungen führen.

Immer wieder werden wir auch gefragt, ob Kopfschmerz etwas **mit Allergie zu tun hat oder durch Diäten** zu bessern sei. – Wesentliche Zusammenhänge sind hier ärztlich nicht bekannt.

Daß natürlich ein Mensch, der mit etwa 120 kg übergewichtig ist und schlechten Stuhlgang hat, durch eine Entschlackungs- und Abmagerungsdiät unter Umständen auch seine Kopfschmerzen bessern kann, soll gar nicht geleugnet werden. Das geht aber dann über die Besserung der allgemeinen Lebensbedingungen und der allgemeinen Stoffwechsellage und ist keine direkt Kopfschmerz-bezogene Behandlung. – In diesem Sinne können somit Diät-Sanatorien, Diätpläne, Entschlackungskuren und ähnliches für Sie günstig sein. **Direkte Anti-Kopfschmerz-Diäten gibt es jedoch nicht.**

Gleiches gilt für diverse **Tees, Kräuterzubereitungen** und ähnliches. **Kuren** können manchmal gut tun, wenn sie die hier angeführten positiven Kriterien enthalten. Eine eigentliche Anti-Kopfschmerz-Kur gibt es ebenfalls wiederum nicht.

Ob man sich der **Homöopathie** anvertraut, ist Glaubenssache. Ärztlichen Wirkungnachweis haben wir in jahrzehntelanger (durchaus auch für andere und nicht erklärbare Maßnahmen offener – siehe Akupunktur) Beobachtung keine gesehen.

Interessanterweise haben uns fallweise Patienten berichtet, daß das alte Hausmittel von starkem **schwarzem Kaffee mit einer hineingepreßten Zitrone** einen Migräne-Anfall abfangen kann. Systematische ärztliche Erprobungsresultate gibt es für diese Maßnahme keine. Aber immerhin mag es für manchen Migräniker eines Versuchs wert sein, wenn er einmal abends fort ist, von einem Anfall überrascht wird und kein geeignetes Medikament bei sich hat.

Eine einfache Maßnahme, die sicher nicht schaden kann und fallweise, laut unserer Erfahrung, hilft, ist auch das Bestreichen der **Schläfe mit ätherischen Ölen**. Es gibt diesbezüglich ein käufliches Medikament „Euminz", welches mit einem Bestreichfilz als Fläschchen angeboten wird.

Wesentlich bei all den genannten (auch „Alternativ"-) Maßnahmen ist, daß man
1. vor allem nichts möglicherweise Schädigendes unternimmt,
2. eine **ordentliche Diagnostik** nicht verabsäumt,
3. sollte man sich **nicht nur auf „alternativ"** versteifen und die regulären Angebote der Medizin vernachlässigen.

Allgemeine Lebensführung

Schon im vorigen ist einiges zur allgemeine Lebensführung angeklungen, und wenn man sehr ungesund lebt und die daraus resultierenden Beschwerden dann auf der anderen Seite mit Medikamenten zu bessern versucht, ist es ähnlich wie bei einem brennenden Haus, wo man auf der einen Seite mit Wasser löschen will, auf der anderen Seite aber Benzin hineinschüttet.

Es ist notwendig, sich über die speziellen Risikofaktoren unserer Lebensführung klar zu werden. Darin stehen mit Sicherheit die **Bewegungsarmut mit gleichzeitiger Überernährung** in unserer Zivilisation an erster Stelle für eine ganze Reihe von Erkrankungen, durchaus auch Kopfschmerz-begünstigend. Zusätzlich seien genannt: Rauchen, Luftverschlechterung, übermäßige Lärmbelastung.

Vielleicht wundern Sie sich, daß ich hier **den viel beschuldigten „Streß"** nicht gleich als erstes genannt habe.

Ich glaube, er wird häufig als Ausrede herangezogen, wenn man die Schuld nicht bei sich selbst suchen will, so als ob alles nur von außen käme. – Wir sollten uns klar darüber sein, daß ein gewisses Maß von „Streß" (d. h. ja nichts anderes als „Anspannung" oder „Reiz") für unser Leben notwendig ist. Ohne solche Anregungs-Mechanismen erschlaffen wir. Natürlich kann Streß auch durch Übermaß gesundheitsschädigend wirken. Wer sich aber derartigem übermäßigem Streß hingibt, ist meist selbst (mit-)schuld, weil er sich eben aufgrund seiner Lebensführung seine Zeit nicht ordent-

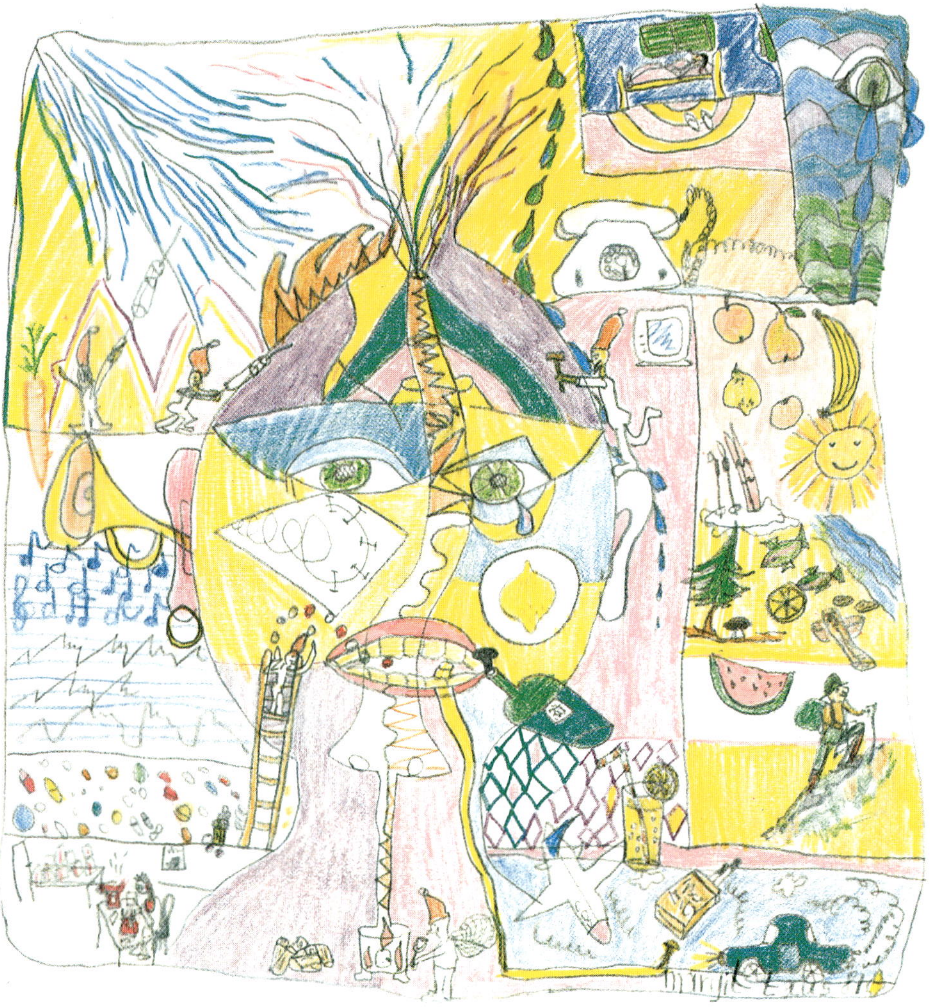

Die Behandlung | 31

(M. Taus)

Abb. 8 Der Streß wird nicht selten als „Ursache" von Kopfschmerzen angeschuldigt. Natürlich gibt es fallweise überstarken Streß, dem man nicht ausweichen kann und der dann tatsächlich in Kopfschmerzen ausmündet. Den meisten Streß machen wir uns aber in unserer modernen Gesellschaft selbst (etwa auch den „Freizeitstreß"). – Ganz ohne Streß ist gar kein menschliches Leben möglich. Es kommt also darauf an zu lernen, mit dem notwendigen Streß entsprechend umzugehen und/oder durch lebenshygienische Maßnahmen einem überstarken Streß auszuweichen. Systematische vernünftige Psychotherapie kann ihnen dabei behilflich sein

lich einteilt. Der Streß ist also etwas, was wir uns im ungesunden Maß eher selbst machen, und es geht darum, daß man lernt,
a) sich den Streß nicht im Übermaß zu schaffen,
b) zwischenzeitig sich davon auch entsprechend loszumachen und auszuspannen.

Reichlich systematischer Ausgleichssport oder zumindest größere Spaziergänge, sinnvolle Ernährung, sinnvolles Körpergewicht, kein Alkoholexzeß, kein Nikotin, insbesondere auch kein langes Aufhalten in stark verrauchten oder sonst schlecht belüfteten Räumen sind anzustreben. Manche sollten ihre allgemeine Lebenseinstellung (mit oder ohne Hilfe eines Psychotherapeuten) verändern im Sinne von sinnvoller Urlaubsgestaltung, aber auch sinnvoller, gezielter Arbeitsgestaltung. Es geht also **keineswegs immer nur darum, „weniger" zu arbeiten, sondern vielleicht auch mit mehr Sinn und mit einem besseren Rhythmus zu arbeiten.**

Damit ergibt sich eine Brücke zu möglichen **kopfschmerzbegünstigenden Faktoren am Arbeitsplatz**. Es geht um eine richtige Sitzhaltung bei Sekretärinnen, aber auch im Auto-Sitz, wodurch die Wirbelsäule entsprechend geschont wird.

Sichtverhältnisse müssen ordentlich sein. Ständiges Arbeiten bei Kunstlicht, insbesondere aber auch ständiges angestrengtes Schauen auf einen flimmernden, schlecht kontrastgebenden Bildschirm (die modernen sind jetzt schon besser), all das kann ebenso kopfschmerzbegünstigend wirken wie ständiger Ärger mit Spannung, Angst und Aggressionen zwischen Chef und Mitarbeitern, Mitarbeitern untereinander, etc.

Hier muß aber auch ein Wort **gegen den „Freizeitstreß"** gesagt werden.

Manche hudeln ihre Arbeit so rasch wie möglich herunter und machen sich damit schon (statt vernünftiger Einteilung) zusätzlichen Streß. Ziel ist dabei, möglichst viel „Freizeit zu genießen", (wie es genannt wird). Das besteht dann fallweise in stundenlangen Autokolonnen, bei großer Hitze, Nachtfahrten, belastenden Zusatzbeschäftigungen in den Abendstunden oder in der Nacht, plötzlichen sportlichen Extremleistungen, ohne entsprechende konditionelle und akklimatisatorische Vorbereitungen, etc.

In solchen Fällen muß sehr wohl gesagt sein, daß **Freizeit keineswegs immer nur gesund** und zuträglich sein muß und zur lebenshygienischen Gestaltung beiträgt, schon gar nicht, wenn größere Mengen von (Disco-) Lärm, Nikotin (aus Eigen- oder Fremdrauch) und Alkohol dazukommen. Es sei das deshalb ausdrücklich betont, weil wir **immer mehr Jugendliche** mit hohem Nikotinkonsum, bei gleichzeitig wenig körperlichem Ausgleich wegen Kopfschmerz in unserer Behandlung sehen.

Haben Sie also schon im Vorkapitel über die verschiedenen Befunde erkannt, wie „komplex" das Entstehungspanorama der Kopfschmerzen ist, so konnten wir Ihnen jetzt auch bei den verschiedenen Behandlungsmöglichkeiten durch jene „Komplexität" eine ganze Palette anbieten. Wichtig ist aber (das sei nochmals besonders betont!):

Wenden Sie nicht alles quer durch die Gegend ohne einen **ordentlichen Fahrplan** und ohne ein ordentliches Konzept an. Dieses ordentliche Konzept finden Sie aber am besten, wenn Sie mit einem guten Arzt zusammenarbeiten, die entsprechenden Befunde erheben lassen und sich Schritt für Schritt auch mit ihm beraten.

Glauben Sie andererseits aber nicht, daß alles nur vom Arzt, von den Medikamenten oder von irgendwelchen Apparaten kommen kann. Im Sinne einer gezielt vernünftigen Lebensführung können Sie **selbst sehr viel für sich machen.** Ja, man kann sogar sagen: Wirklich gute Erfolge kommen überwiegend durch Ihren eigenen Einsatz. Wir Ärzte sind dabei nur Helfer!

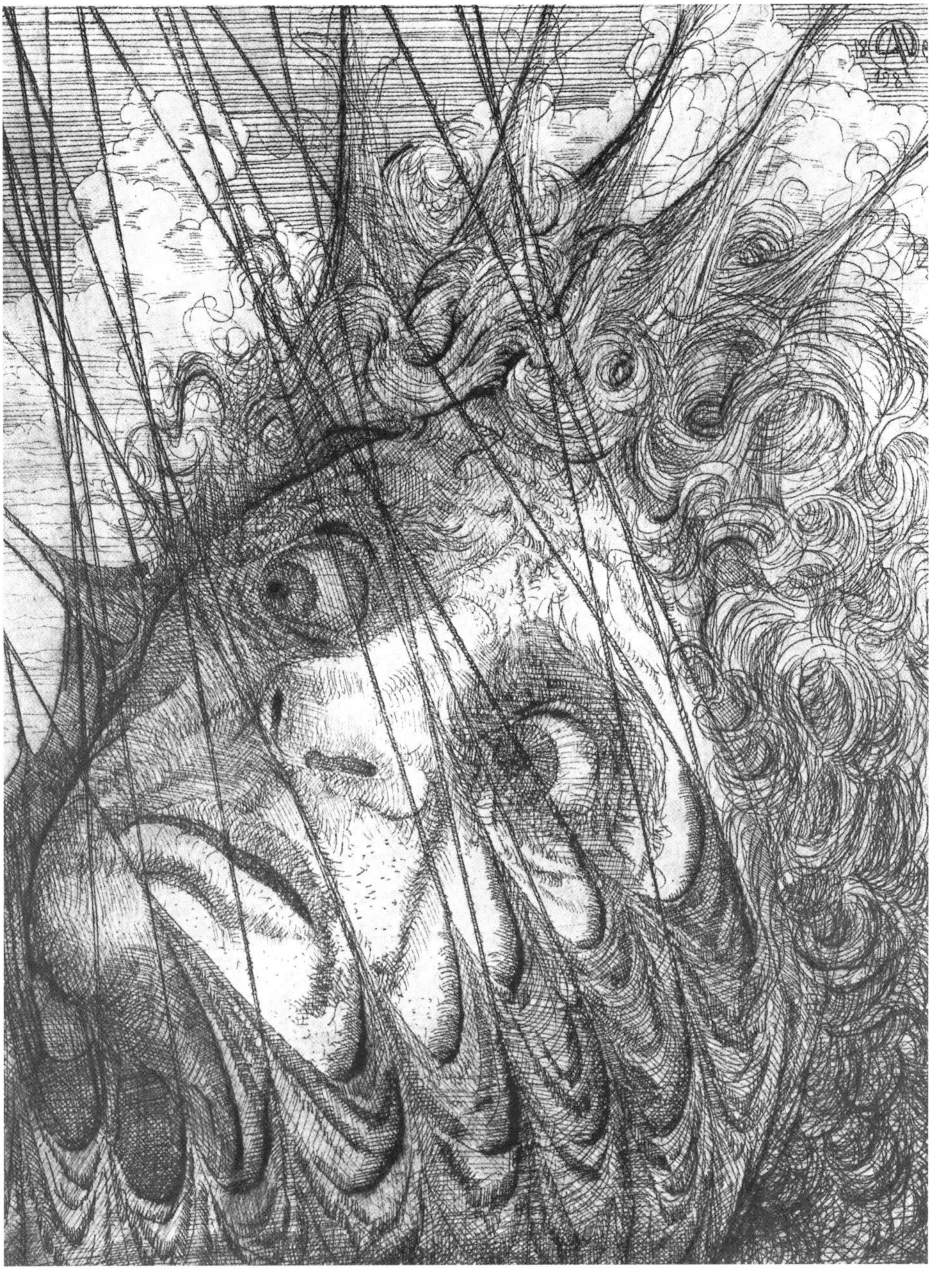

(L. V. Angerer d. Ä.)

Abb. 9 In Zusammenhang mit dem Streß spricht man heute auch viel vom sogenannten „Spannungskopfschmerz". Darunter versteht man, daß psychische Verspannungen und Muskelverspannungen zusammen wirken, um in Kopfschmerzen einzumünden. Auch hierbei gilt es also von mehreren Seiten gleichzeitig anzugehen. Für Sie selbst gilt es aber auch zu überlegen, wie weit Sie sich derartige „Spannungen" selbst machen (im Sinne des Vorgesagten beim Streß) und wie man davon durch Selbstregulierung, eventuell unter zusätzlicher psychotherapeutischer Hilfe wegkommen kann

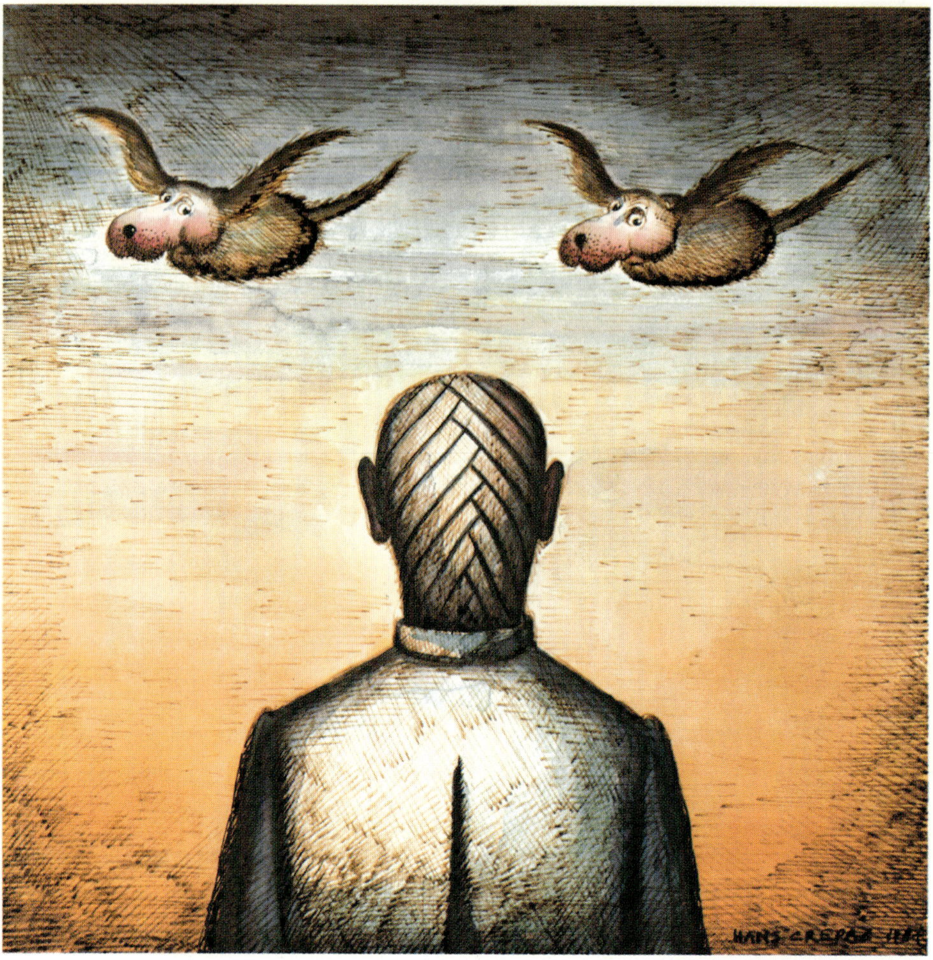

(H. Crepaz)

Abb. 10 Wetterumschläge, insbesondere Föhn, lösen Kopfschmerzen aus, aber nur bei Leuten, die schon an und für sich dazu neigen. Ebenso wie beim Streß sollte nicht der Föhn als Ausrede für vieles herangezogen werden. Andererseits gibt es die deutliche Wetterfühligkeit. Kann man den Steß wenigstens ein bißchen ändern, so kann man das Wetter sicherlich nicht verändern. Man muß also mittels
a) sinnvollen Medikamenten,
b) sinnvollen physiotherapeutischen Maßnahmen,
c) eventuell auch mittels Psychotherapie
Mittel und Wege finden, um trotz des (unveränderbaren) Wetters möglichst wenig unter Kopfschmerzen zu leiden

Was steuert der Arzt und was steuere ich selbst?

Hier soll noch etwas klarer präzisiert werden, wo der Arzt die Hauptrolle bei Suchen und Finden des Maßnahmenkatalogs spielt und wo es überwiegend an Ihnen liegt. Primär sollten Sie natürlich Ihrem Arzt vertrauen und seinen Vorschlägen folgen. Ich betone das ausdrücklich, weil wir in einer modernen Partner-Beziehung zwischen Arzt und Patient den Patienten „keine Vorschriften" machen, vielmehr ihm erklären, worum es geht und dann das Bestmögliche von uns aus empfehlen.

Bei ein paar Dingen sollten Sie aber doch auch **Ihren Arzt „hinterfragen"**. Ich habe sie schon im vorigen angedeutet:

1. Wenn man Ihnen bei chronischen Kopfschmerzen **Beruhigungsmittel (Tranquilizer), Schlafmittel (Hypnotika) und/oder einfache schmerzstillende Mittel (Analgetika)** verschreibt. Ärzte, die Ihnen das so mitgeben, sind deswegen keineswegs böswillig. Sie wollen nur für Sie einen raschen Erfolg erreichen. Es wird dabei jedoch übersehen, daß gerade beim chronischen Kopfschmerz-Patienten eine deutliche Suchtgefahr für derartige Medikamente besteht, insbesondere da ja der chronische Kopfschmerz nichts ist, was in ein oder zwei Wochen vorüber ist, sondern einen Menschen über Jahre seines Lebens begleitet. – Wenn Ihnen also solche Mittel verschrieben werden, dann sollten Sie doch Ihren Arzt darauf hinweisen, daß Sie sie eher nicht nehmen wollen, daß Sie lieber nicht sofort von Ihren Schmerzen befreit werden wollen, aber nichts nehmen wollen, was zur Gewöhnung und Sucht führen kann.

Ausdrücklich sei aber betont, daß sich das nicht bezieht auf die angeführten Intervallmittel im Sinne von Gefäßgymnastik, auf die Kupierungsmittel für den Migräneanfall und auf die antidepressiven und neuroleptischen Medikamente.

2. Vorsichtig sollen Sie auch sein, wenn man Ihnen kurzschlüssig **operative Maßnahmen** anrät. Dazu gehören die Zahnentfernung, die Mandelentfernung oder gar Operationen an der HWS. – Auch dafür gibt es gewisse Notwendigkeiten in einzelnen Fällen. Man soll damit aber sehr kritisch umgehen. Ein ordentlicher Arzt wird keineswegs beleidigt sein, wenn Sie sagen, Sie möchten auch eine Zuweisung zu einem (eventuell zweiten) Spezialisten auf dem betreffenden Gebiet haben, um die unwiederbringlichen operativen Organverluste durch einen weiteren Fachmann in ihrer absoluten Notwendigkeit absichern zu lassen und seine „zweite Meinung" zu hören.

3. Ein weiterer kritischer Punkt in ihrer Beziehung zum Arzt ist auch die Frage: **Was tun, wenn die vorgeschlagene Behandlung nichts bessert?**

In einem solchen Fall sollten Sie keineswegs einfach den Arzt wechseln. Auch der beste Arzt kann manchmal nicht auf den ersten Anhieb die optimale Behandlung für Sie finden. Sie werden besser weiterkommen, wenn Sie die schlechten Erfolge der vorgeschlagenen Behandlung mit Ihrem Arzt ausführlich besprechen. – Es ist sehr oft so, daß dabei mehr herauskommt als bei Patienten, die von einem Arzt zum anderen pilgern.

Natürlich ist es durchaus jedem Patienten zuzugestehen, daß er nach längerer vergeblicher Behandlung versucht, noch andere Spezialisten aufzusuchen. Auch deswegen wird ein vernünftiger Arzt keineswegs beleidigt sein. Sie sollten ihm das im Gegenteil mitteilen und ihn bitten, Ihnen alle bisher erhobenen Befunde einschließlich seiner Meinung mitzugeben.

Wie sind die Heilungsaussichten durch gezielte Behandlung?

Für Beurteilung des Erfolges ist es wichtig, daß Sie auch selbst wissen, wie die reellen Chancen aussehen, daß Ihr Kopfschmerzleiden sich bessert oder verschwindet.

> Kurz und allgemein gesagt: Mit einem systematisch stufenweise aufgebauten und gezielten Behandlungsplan haben **drei Viertel aller Kopfschmerz-Patienten die gute Chance**, daß die Kopfschmerzen verschwinden oder wesentlich gebessert werden können. Das heißt aber andererseits auch wieder, daß es etwa ein Viertel von Kopfschmerz-Patienten gibt, welche ihre Kopfschmerzen „behalten".

Abgesehen von dieser „Allgemein-Mitteilung" über die Proportion ¾ zu ¼ sei folgend noch etwas näher ausgeführt, was bei den einzelnen Kopfschmerzformen an Erfolgen oder Mißerfolgen zu erwarten ist.

1. **Bei den Migränen**, also den typisch anfallsartigen Kopfschmerzen mit gewissen vegetativen Begleiterscheinungen (Augenflimmern, Erbrechen, etc.), sind primär meistens die Chancen recht gut, daß mit einem sogenannten **„Kupierungs-Medikament"** die Anfälle abgefangen werden können, insbesondere dann, wenn diese seltener als einmal im Monat auftreten. Es gibt günstige Verlaufsformen, wo der Körper dann quasi „verlernt", derartige Migräne-Attacken wieder zu produzieren, und wo die Leute tatsächlich auf viele Jahre von ihren Leiden befreit werden, nachdem sie einige Male ihre Migräne-Attacken so abgefangen haben.

Leider gibt es aber auch Patienten, bei denen die Anfälle im Laufe der Jahre häufiger werden, und/oder nicht mehr so gut abgefangen werden können oder schon in der Früh beim Erwachen aus dem Schlaf bestehen und daher nicht mehr richtiggehend in den ersten Anfängen abgefangen werden können.

Für solche Patienten ist dann der Rat einer **„Intervall-Therapie"** richtig. Das ist eine Therapie mit den schon genannten Substanzen, die man kurweise im Sinne von Gefäßgymnastik und im Sinne der verringerten Anfallsbereitschaft gibt. Häufig werden dann zwar die Migräne-Anfälle nicht ganz verschwinden, aber seltener werden und wieder leichter mit einem Kupierungsmittel abzufangen sein.

In manchen ungünstigen Fällen kommt es jedoch zu immer weiterer Häufung und zusätzlichen Kopfschmerzen zwischen den Attacken. Wir nennen das **Chronifizierung der Migräne, oder „Status"**, wenn sich ein übler Dauerzustand mit migräneartigen Kopfschmerzen einstellt.

Da gibt es dann noch weitere Möglichkeiten im Sinne von stationären Aufnahmen mit sogenannten **„neuroleptischen Schlafkuren"**. Diese werden allerdings nur an einigen wenigen Zentren durchgeführt. Der Patient muß mit ungefähr 1 Monat Krankenhausaufenthalt rechnen. Er wird in einen Art Dämmerschlaf versetzt, in welchem auch das vegetative Nervensystem so weit zur Ruhe kommt, daß keine Kopfschmer-

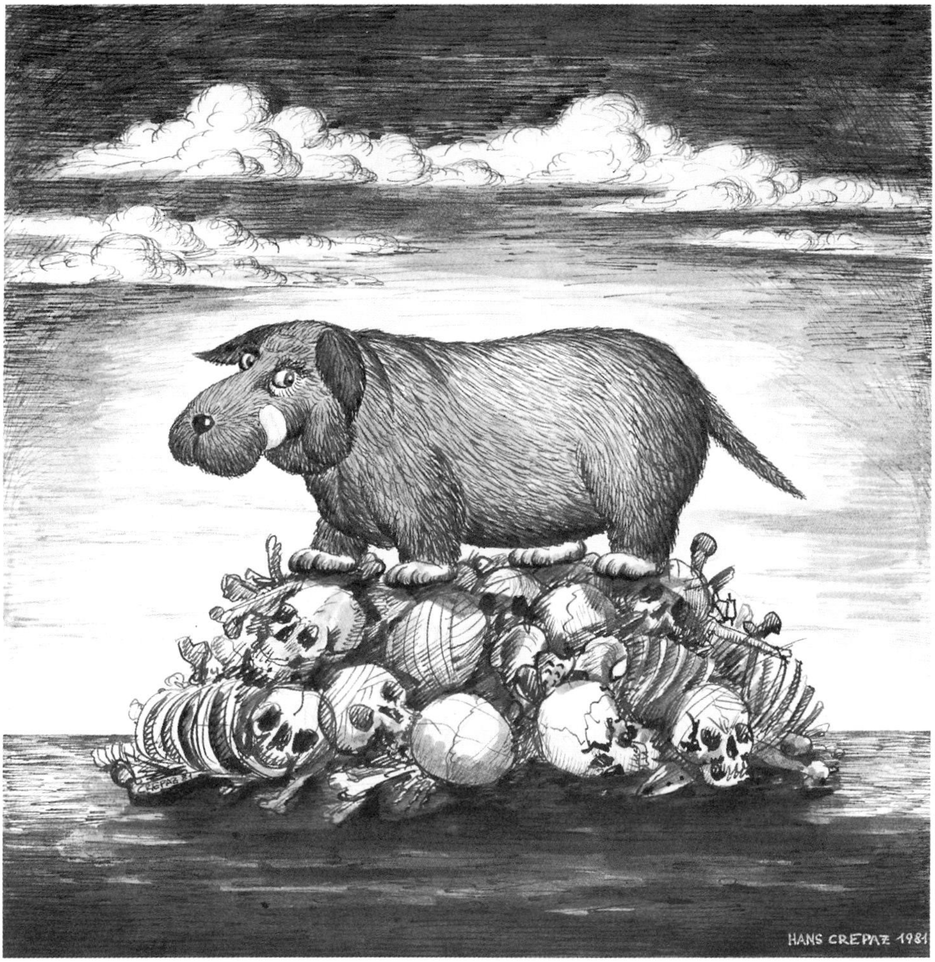

(H. Crepaz)

Abb. 11 Der Kopfschmerz ist keine eigenständige Krankheit, sondern eine vorgegebene mögliche Fehlreaktion im menschlichen Organismus und kann daher
a) bei jedem auftreten und
b) auch nicht bei jedem „wegbehandelt" werden.
In etwas harter Weise hat der Wiener Künstler *Crepaz* das in diesem Bild mit dem Titel „kein Kopweh mehr" dargestellt. Der Sinn der vorliegenden Fibel ist es aber, Ihnen zu zeigen, daß auch dort, wo Kopfschmerzen weiterbestehen, man nicht resignieren muß, sondern in systematischer Zusammenarbeit mit einem guten Arzt weiterhin hohe Lebensqualität erzielen kann

zen mehr produziert werden. An die Schlafkur werden dann verschiedene physiotherapeutische Maßnahmen angeschlossen, welche helfen sollen, den Erfolg zu festigen.

Dies ist auch der Ausweg, welcher für Patienten zu beschreiben ist, die schon bei einem **Medikamentenübergebrauch** gelandet sind (wir sprechen dann von Medikamenten-Übergebrauch, wenn ein Patient mehr als 3 Kopfschmerz-Tabletten täglich einnimmt). Es gibt leider eine ganze Reihe solcher Patienten. Auch denen können wir meist durch eine solche neuroleptische Schlafkur noch helfen.

2. Für die Cephalaea (den Dauerkopfschmerz) kann man keine solch klaren Richtlinien aufstellen wie für die Migräne, denn es gibt davon zu viele verschiedene Formen. Im Prinzip gilt aber auch die Möglichkeit, daß man etwa drei Vierteln der Patienten primär gut helfen kann, daß man dem restlichen Viertel, das in Chronifizierung (mit Medikamenten-Übergebrauch) übergeht, dann eventuell noch durch die neuroleptische Schlafkur gut helfen kann.

Gerade bei den chronischen Kopfschmerzen muß aber klar ausgesprochen werden, daß es sehr viel auf den eigenen Willen des Patienten ankommt, auf seine festen Vorsätze und die Bereitschaft, fallweise auch etwas zu ertragen, um nicht verstärkt in den Medikamentenübergebrauch hineinzurutschen. Hier können wir eine **begleitende Psychotherapie respektive auch Schmerz-Rehabilitation** anbieten. Das Schlagwort dafür lautet: „Hilfe zur Selbsthilfe" respektive „integrierte Psychotherapie".

> Wir können also vielen Patienten helfen, ihre Kopfschmerzen **ganz zu verlieren** oder sie wesentlich **zu bessern**. Manchen Patienten werden „ihre" Kopfschmerzen „erhalten bleiben". Aber auch solchen Patienten können wir ärztlich helfen, das Leiden wesentlich **besser zu ertragen** und damit längerfristig besser fertig zu werden.

3. Kopfschmerzrückfälle: Wenn Sie Ihre Kopfschmerzen glücklich losgeworden sind, so besteht allerdings bei jedem Kopfschmerz-Patienten die Möglichkeit, daß sie wieder einmal beginnen. Denn, wie schon gesagt, entsteht ja der Kopfschmerz aus einer gewissen allgemeinen Grundveranlagung des Organismus heraus, und es kommen nur einige äußere Faktoren dazu. Wenn also Kopfschmerzen wieder beginnen, so werfen sie nicht die Flinte ins Korn, greifen Sie vor allem keineswegs wahllos zu schmerzstillenden Medikamenten, sondern beginnen wiederum eine möglichst vernünftige und gezielte Therapie unter der Hilfe Ihres Arztes.

Ratschläge zum Umgang mit kopfschmerzgeplagten Angehörigen

Den Migräniker im Anfall soll man in Ruhe lassen. Man soll ihm die Möglichkeit geben, sich in sein Zimmer zurückzuziehen und seinen Migräne-Anfall in Ruhe „abzudienen".

Wenn es nämlich mißlungen ist, nach der Art, die wir vorher geschildert haben, den Migräne-Anfall in seinen ersten Anfängen abzufangen, „zu kupieren", so gibt es leider nur beschränkte Möglichkeiten, dem Patienten im Anfall noch effektvoll zu helfen. Schmerzstillende Mittel sind üblicherweise dabei ohne wesentliche Wirkung. Ein neueres Mittel „Imigran" kann manchmal auch im vollausgebildeten Migränekopfschmerz noch helfen. Falls ein Arzt greifbar ist, kann dieser manchmal durch eine intravenöse Injektion helfen.
Die Idee, der Migräniker „solle sich zusammenreißen" oder ähnliches, wäre jedenfalls falsch, kann sogar im Anfall zu Schaden führen.
Es kann jedoch gesagt werden, daß der Migräne-Anfall zwar einerseits sehr unangenehm und belästigend ist. Andererseits führt er (erfreulicherweise) **nur in den allerseltensten Fällen zu bleibenden Schädigungen im Organismus.** – Das akute Beiziehen eines Arztes bei jedem Anfall ist also keineswegs nötig. Insbesondere der Migräniker, der seine Leiden schon kennt, **wartet am besten ab,** bis die Beschwerden von selbst wieder vorübergegangen sind, wenn schon die Kupierungstherapie mißlungen ist. – Daß andererseits ordentliche ärztliche Abklärung und laufende ärztliche Betreuung nötig ist, wurde im vorigen schon oft genug ausgesprochen und sei hier noch einmal betont. Insbesondere gilt es ja dann, über die Behandlung des einzelnen Anfalls hinausgehend, fallweise weitere Schritte in der „Stufentherapie der Migräne" zu beschreiben, wie wir sie beschrieben haben.

Es wäre aber falsch, das ganze Leben hindurch zu glauben, man muß auf einen Kopfschmerzleidenden besondere Rücksicht nehmen, etwa ihn in Watte packen und zu glauben, er darf gar nichts tun. Im Gegenteil ist es so, daß körperliche Tätigkeiten und normale Arbeit Kopfschmerzen (sei es Migräne, sei es Cephalaea) in der Regel keineswegs schlechter, nicht selten deutlich besser, machen. Das gilt für einen selbst ebenso wie für den Angehörigen.

Es ist also klarzustellen, daß sowohl der Migräniker als auch der Cephalaea-Patient in der Lage sind, **ein völlig normales Leben zu führen.** Nur wird dazukommen, daß (im Sinne des Vorgesagten) ein Lernprozeß stattfinden soll, wie man gewisse, besonders kopfschmerzbegünstigende, Auslöser vermeidet respektive „entschärft" und wie man mit fallweise doch auftretenden Kopfschmerzen am besten umgeht.

Und Kinder mit Kopfweh?

Wenn Kinder Kopfschmerzen haben, kann es sich dabei, ebenso wie beim Erwachsenen, um den migränischen Anfalls-Kopfschmerz (häufig mit Blässe und Erbrechen) handeln oder um einen überwiegenden Dauer-Kopfschmerz, den wir Cephalaea genannt haben. Die Regel: **„Möglichst normales Leben führen"** gilt insbesondere auch für Kinder. Man soll sie keineswegs etwa vom Turnen befreien, sie von gesellschaftlichen Ereignissen zurückhalten oder ähnliches. – Besonders beim Kind geht man so vor, daß man **möglichst wenig Dauermedikamente gibt, insbesondere keine Beruhigungsmittel und keine Schmerzmittel.** Das gilt insbesondere auch deshalb, da bei mehr als der Hälfte der „Kopfschmerz-Kinder" die Beschwerden ohne wesentliche Maßnahmen wieder von selbst vergehen, wenn die Umstellungen des Wachstumsalters vorüber sind. Kurzdauernde Kuren (2 bis 3 Monate) mit gefäßaktiven Substanzen führen wir jedoch auch bei Kindern mit gutem Erfolg durch. – Insbesondere ist bei Kindern an folgendes zu denken (man kann diese Faktoren speziell in der Untersuchung und Befragung der Kinder ansprechen und dann auch in das Behandlungskonzept einbeziehen):

- Schwankende Bluttiefdruckwerte im Wachstumsschub.
- Beginnende Augenfehler, die sich besonders in der Schule zeigen.
- Schlechte Sitzhaltung durch unsachgemäße Schulmöbel und dadurch bedingte Belastung der HWS.

Diesbezüglich können Sie Ihren Arzt durch entsprechende Angaben unterstützen und Ihrem Kind helfen.

Denken Sie bei Kindern mit Kopfschmerzen aber auch an folgendes: Kinder wachsen heran in einem System, in welchem auf ein *„Wenn"* stets ein *„Dann"* folgt. Schnell lernen sie, das *„Dann"* als Folge kennen; angenehm oder unangenehm. Deshalb wird das Kind darauf achten, wie die Eltern auf seine Kopfschmerzklagen reagieren. Sagen Eltern „laß nur, diese Arbeit mußt Du nicht machen, Du hast ja Schmerzen", klingt das fast wie Belohnung. Heißt es hingegen „wenn Du Kopfweh hast, brauchst Du nicht fernsehen, geh lieber gleich ins Bett", so ist es erstens wahr und richtig, denn das Fernsehen ist manchmal tatsächlich kopfschmerzbegünstigend. Darüber hinaus hilft es aber auch dem Kind zu zeigen, daß es selbst mithelfen kann, von seinen Kopfschmerzen wegzukommen, und daß es nicht angeht, nur zu warten, bis andere einen bedauern und einem das Leiden wegnehmen.

Die Kopfschmerzen Ihres Kindes, auch immer wiederkehrende, sind kein unausweichliches Schicksal, auch dann nicht, wenn Sie als Erwachsene unter Kopfschmerzen leiden, selbst wenn die Behandlung bisher erfolglos war. Freilich wirkt das auf die Eltern nicht gerade ermunternd. Gehen Sie aber doch trotzdem das „gemeinsame Kopfwehproblem in der Familie" gemeinsam an, und zwar aktiv, lebenshygienisch und optimistisch. Zeigen Sie Ihrem Kind, daß man sich auch von einer gewissen konstitutionellen Belastung nicht unterkriegen lassen darf. Sie helfen damit sicher Ihrem Kind, und es kann auch zu Ihrem eigenen Wohle sein. – Ein sachkundiger, persönlich zugewandter Arzt sollte gefunden werden. Er kann auf diesem Weg ein wichtiger Begleiter und Helfer sein.

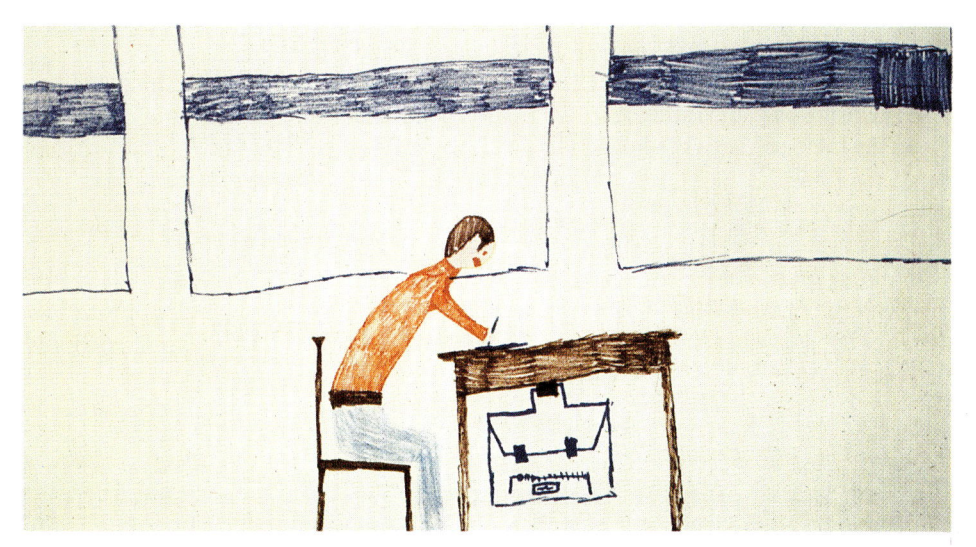

Abb. 12 Kinder können uns manchmal in Ihren Zeichnungen mehr über Ihre Kopfschmerzen erzählen als es mit vielen Worten geht.
Häufig sind schlechte Sitzhaltungen in der Schule wichtiger für die Kopfschmerz-Verursachung als der sogenannte und gerne beschuldigte „Schulstreß". Den gibt es zwar in manchen Fällen auch, aber man soll den Streß nicht immer und für alles verantwortlich machen. Auch manche andere Kopfschmerz-(Mit-)Ursachen sind zu bedenken, so: Blutdrucklabilität im Wachstumsschub, Sehfehler, welche Brillenkorrektur erfordern, Blutzuckermangel bei den morgens ohne Frühstück Weglaufenden etc.

Schlußbemerkungen

Neben den kurz bestehenden „gefährlichen Kopfschmerzen", die als „Freund und Warner des Menschen" zur Entdeckung einer wichtigen direkt behandelbaren krankhaften Ursache führen, sind die chronischen, lang bestehenden Kopfschmerzen viel häufiger. Diese sind keine eigentliche Krankheit, sondern (wie wir es heute nennen) **„ein Leiden". Das hat Vor- und Nachteile.** Sie führen nicht wie eine Krankheit zu einer ständigen Verschlechterung, zu − unter Umständen − Invalidität und Tod. Sie können aber dafür nicht wie akute Krankheiten in allen Fällen einfach „wegbehandelt" werden.

Der Mensch mit Kopfschmerzen ist ein besonders veranlagter, und die Kopfschmerzen können sich immer wieder einmal bei bestimmten Situationen einstellen.

Letztlich hängt es von jedem selber ab, ob er sich von dieser Anlage unterkriegen läßt oder nicht. Es kann jeder von uns nur mit seinen Anlagen bestmöglich leben.

Schlußbemerkungen

> Gezielte ärztliche Behandlung kann jedoch sehr wesentlich dazu helfen, Ihre Möglichkeiten zu verbessern. Die Hilfe kann noch besser werden, wenn Sie wissen, worum es geht, Ihrem Arzt die richtigen Informationen liefern und ihm entsprechend in seinen Vorschlägen folgen.

In diesem Sinne hoffe ich, daß dieser Ratgeber Ihnen ein bißchen nützlich ist und wünsche Ihnen alles Gute, wenn es sein muß mit gelegentlich weiteren Kopfschmerzen, am liebsten aber natürlich, daß Sie Ihre Kopfschmerzen völlig los werden und dann keinen Arzt mehr brauchen.

> Denn eines ist sicher: **Der beste Arzt ist immer der, den man nicht braucht.**
> Wenn Sie aber einen Arzt brauchen, dann wünsche ich Ihnen einen, mit dem Sie sich gut verstehen und mit dem Sie **gut und verläßlich zusammenarbeiten** können. Zu dieser Zusammenarbeit von seiten des Patienten will dieses Büchlein eine Hilfestellung sein. Sollten Sie aber noch offene Fragen haben, so können Sie mir diese gerne noch schriftlich vorlegen.

Ihr
Gerhard S. Barolin

PS
Sollten Sie allerdings zusätzlich alle wissenschaftlichen Details wissen wollen, so kann ich Ihnen raten, sich das von mir geschriebene Buch: „Kopfschmerzen – Multifaktorielle Erfassung und Behandlung", Enke-Verlag, Stuttgart 1993, anzusehen. Sind Sie aber bitte dann nicht böse, wenn dort auch eine Reihe medizinischer Fachausdrücke vorkommen, die es für den Nicht-Mediziner schwerer verständlich machen. Hier habe ich jedenfalls nach bestem Wissen und Gewissen versucht, „gut Deutsch" und ohne Fachchinesisch mit Ihnen zu plaudern.